Il Nervo Vago

Attiva il potere curativo del Nervo Vago, libera la capacità naturale del tuo corpo di guarire se stesso. Una guida per alleviare ansia e depressione, prevenire infiammazioni e gestire le proprie emozioni

K.D. Clive Collins

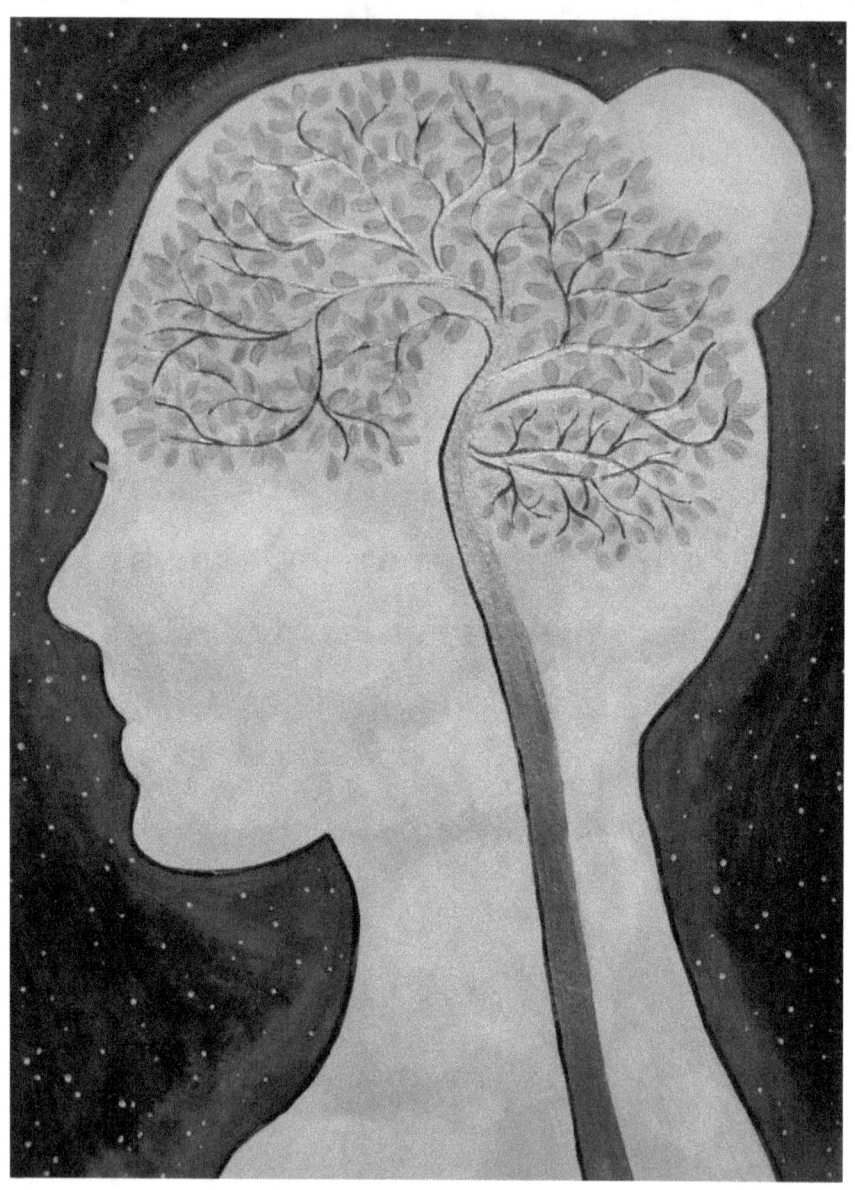

© Copyright 2021 Tutti i diritti riservati.
Il contenuto di questo libro non può essere riprodotto, duplicato o trasmesso senza un permesso scritto diretto dell'autore o dell'editore.
In nessuna circostanza, nessuna colpa o responsabilità legale sarà tenuta contro l'editore, o l'autore, per qualsiasi danno, riparazione o perdita monetaria dovuta alle informazioni contenute in questo libro. Sia direttamente che indirettamente.

Avviso legale:
Questo libro è protetto da copyright. Questo libro è solo per uso personale. Non è possibile modificare, distribuire, vendere, utilizzare, citare o parafrasare qualsiasi parte, o il contenuto all'interno di questo libro, senza il consenso dell'autore o dell'editore.

Avviso di non responsabilità:
Si prega di notare che le informazioni contenute in questo documento sono solo per scopi educativi e di intrattenimento. Ogni sforzo è stato fatto per presentare informazioni accurate, aggiornate, affidabili e complete. Nessuna garanzia di alcun tipo è dichiarata o implicita. I lettori riconoscono che l'autore non si impegna a fornire consigli legali, finanziari, medici o professionali. Il contenuto di questo libro è stato ricavato da varie fonti. Si prega di consultare un professionista autorizzato prima di tentare qualsiasi tecnica descritta in questo libro.
Leggendo questo documento, il lettore accetta che in nessuna circostanza l'autore è responsabile di eventuali perdite, dirette o indirette, subite come risultato dell'uso delle informazioni contenute in questo documento, compresi, ma non limitati a, - errori, omissioni o imprecisioni.

INTRODUZIONE 6
CAPITOLO 1 15
Come possono lo stress e l'ansia influenzare il tuo corpo e la tua vita? 15
CAPITOLO 2 19
Infiammazione e cosa può fare un nervo vago stimolato 19
CAPITOLO 3 28
Esercizi per l'ansia 28
CAPITOLO 4 42
Cause di ansia, depressione e infiammazione 42
CAPITOLO 5 55
Segnale disfunzionale del nervo vago 55
CAPITOLO 6 70
Trauma 70
CAPITOLO 7 86
Potenziali disfunzioni 86
CAPITOLO 8 101
Malattie causate dallo stress 101
CAPITOLO 9 116
La teoria polivagale e il PTSD 116
CAPITOLO 10 133
Il potere del tuo corpo 133
CAPITOLO 11 148
Connessione del controllo del corpo e della mente 148
CONCLUSIONI 162

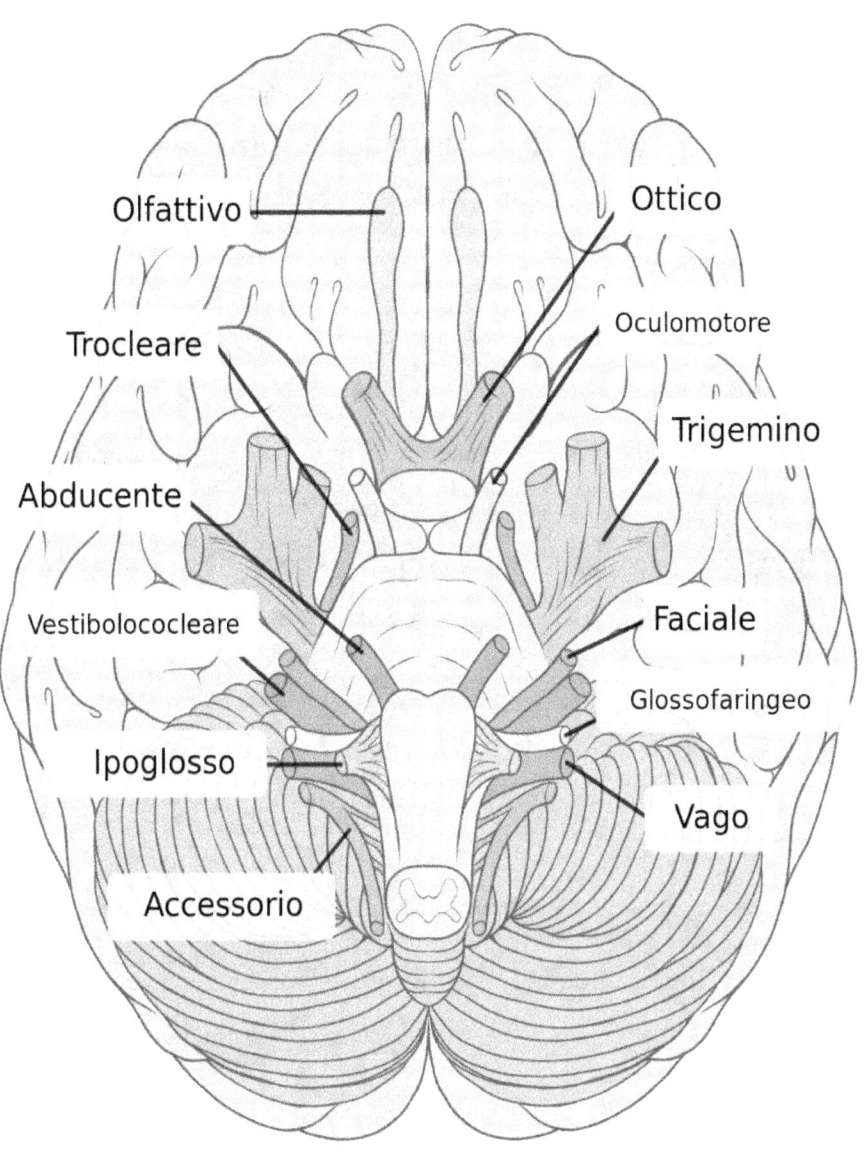

Introduzione

Se non avete mai sentito parlare di questo nervo, non preoccupatevi. Anche se la sua esistenza è nota da tempo, i medici e i ricercatori non l'hanno capito veramente fino a poco tempo fa. La ricerca moderna condotta su questo nervo ha portato a molte scoperte interessanti.

Allora, cos'è il nervo vago?

Il nome "vagus" è latino per "vagabondo". Ciò significa che il nervo vago vaga e serpeggia in tutto il corpo. È un nervo cranico che percorre tutto il corpo. È associato al sistema nervoso parasimpatico (PNS). Come tale, è l'autostrada principale attraverso la quale il Sistema Nervoso Centrale (SNC) comunica con il PNS. Come tale, è tremendamente importante nella regolazione di tutte le funzioni corporali essenziali che il PNS regola.

Dato che è così importante, è sorprendente quanto sia trascurato questo nervo. Quindi, siediti bene perché stiamo per discutere un bel po' di informazioni qui. Troverete sicuramente questo per essere perspicace così come affascinante.

Inizieremo esaminando in profondità due componenti cruciali del nervo vago, il nervo pneumogastrico e il ramo ventrale del nervo vago.

Il nervo pneumogastrico

Prima che la ricerca moderna sul nervo vago fosse condotta, il nome che riceveva comunemente era "nervo pneumogastrico". Si era guadagnato questa denominazione poiché il nervo vago è responsabile della regolazione del cuore, dei polmoni e dell'apparato digerente.

Come il nervo pneumogastrico è responsabile del corretto funzionamento di questi sistemi attraverso il PNS. Il PNS si basa sul nervo pneumogastrico per trasmettere le giuste informazioni da e verso il SNC e il cervello. Tuttavia, il fatto che il nervo pneumogastrico inizia nel cervello e si fa strada fino ai polmoni, al cuore e all'apparato digerente, diventa essenzialmente una delle reti neurali più importanti del corpo. Inutile dire che se qualcosa va in tilt nel nervo pneumogastrico, può portare a gravi conseguenze nel resto del corpo.

Il nervo pneumogastrico inizia nel cervello e parte attraverso il midollo allungato. Poi, fondamentalmente corre dritto attraverso il centro del corpo giù per il collo, il petto e nell'addome. Il nervo pneumogastrico ha ramificazioni, o rami, che toccano i principali sistemi di organi descritti prima.

In primo luogo, il nervo pneumogastrico si collega al nervo laringeo e poi curva intorno all'arteria succlavia in modo che emerga tra la trachea e l'esofago. È qui che è in grado di regolare il funzionamento dei polmoni. Come tale, questo nervo permette al PNS di regolare la respirazione.

Successivamente, il nervo scende dall'arteria succlavia nella vena cava superiore. Da lì, si sposta sul bronco prima di stabilirsi nel tronco vagale che passa attraverso il diaframma. Si connette anche all'arteria carotidea che gli permette di collegarsi con il tessuto cardiaco. Questo è il punto in cui il nervo pneumogastrico permette al PNS di collegarsi con il cuore.

Quando il nervo pneumogastrico si fa strada lungo l'esofago e attraverso il diaframma, è ora in grado di collegarsi con il tratto digestivo. Questo è ciò che permette al PNS di regolare la digestione.

Come potete vedere, il nervo pneumogastrico è veramente un pezzo intricato di hardware che permette al PNS di regolare alcune delle funzioni corporee più complesse. Inutile dire che il corpo non sarebbe in grado di funzionare adeguatamente senza il nervo pneumogastrico.

Il nervo pneumogastrico ha i seguenti rami che servono come mezzi di comunicazione tra l'intero percorso di questo nervo:

- Tronco vagale anteriore

- Rami del plesso esofageo

- Rami verso il plesso polmonare

- Riflesso di Hering-Breuer negli alveoli

- Ramo cardiaco cervicale inferiore

- Nervo faringeo

- Tronco vagale posteriore

- Nervo laringeo ricorrente

- Rami cardiaci cervicali superiori del nervo vago

- Nervo laringeo superiore

- Rami cardiaci toracici

Questi rami sono ciò che permette al lavoro pneumogastrico di fare il suo lavoro in modo efficace. Quando il sistema funziona a pieno regime, la comunicazione scorre senza sforzo e la regolazione avviene senza intoppi. Tuttavia, quando c'è un'interruzione della comunicazione, o se il nervo pneumogastrico diventa alterato in qualsiasi modo, possono verificarsi interruzioni che portano a qualsiasi numero di potenziali condizioni mediche. Più avanti, scaveremo più a fondo in queste condizioni.

Il ramo ventrale del nervo vago

L'emergere della Teoria Polivagale ha permesso una comprensione più profonda del sistema nervoso e dei suoi effetti sul benessere generale del corpo. In generale, il nervo vago è considerato come una mega-unità che regola un certo numero di sistemi biologici vitali. Abbiamo trattato questo aspetto in modo approfondito in tutto il libro.

A questo punto, possiamo tuffarci direttamente nella discussione dell'approccio polivagale di Porges che spiega l'effetto del nervo vago sul corpo. Poiché il nervo vago è in prima linea nel PNS, ha un effetto calmante sul SNS.

Approfondiamo questo punto.

Per esempio, una persona è stata coinvolta in un piccolo incidente d'auto, un tamponamento, se volete. L'incidente in sé è piuttosto stressante, anche se non porta conseguenze importanti. Come tale, l'individuo è solo scosso e ha bisogno di un po' di riposo per superare ciò che è successo. In questo esempio, il SNS si è messo in moto al verificarsi dell'incidente, poiché il cervello ha percepito una potenziale minaccia, cioè l'incidente d'auto. Dopo un esame più attento, non ci sono stati feriti e tutto si è rivelato piuttosto innocuo.

Se il PNS non esistesse, non ci sarebbe modo per il SNS di spegnersi essenzialmente; l'individuo rimarrebbe in uno stato costante di stress e ansia. Inutile dire che non sarebbe in grado di dormire o mangiare a causa dello stress. Questo rimanda al punto che abbiamo fatto prima sullo stress prolungato e sull'effetto che ha sul sistema nervoso generale.

Dopo che il cervello ha percepito che la minaccia è finita, il PNS prende il sopravvento e comincia a riportare le funzioni corporee ai parametri normali. Questo significa che il polso e la frequenza cardiaca tornano alla normalità, la pressione sanguigna diminuisce e il metabolismo riprende le operazioni normali. In teoria, tutto va bene, e l'individuo si riprende completamente dopo una buona notte di sonno.

Come corollario, è importante sottolineare il fatto che il sonno è un grande equalizzatore. Questo è il motivo per cui si tende a sentirsi assonnati dopo un picco significativo di stress. Il sonno permette al PNS di regolare le funzioni del corpo e di riportare l'intero sistema alla normalità. Se non si è in grado di dormire, gli effetti duraturi impiegheranno molto più tempo per attenuarsi, portandovi a sentirvi come se foste stati investiti da un treno.

In base all'esempio precedente, l'ANS è stato visto come un mix di ruoli attivi e passivi. Naturalmente, la parte attiva entra in azione solo quando ce n'è bisogno, mentre il ruolo passivo ronza sullo sfondo.

Detto questo, la teoria Polivagale suggerisce che c'è una terza componente del sistema. Una componente che Porges ha chiamato il sistema di "impegno sociale". In un certo senso, questo è un sistema intelligente che richiede la rimozione di qualsiasi minaccia percepita. Ciò implica che dobbiamo essere in grado di discernere quando c'è una minaccia e quando non c'è. Quando si verifica questa discriminazione, non è il lato "passivo" che prende il sopravvento, ma piuttosto, è il lato dell'impegno sociale dell'equazione.

Quindi, come funzionano questi tre sistemi in tandem?

Il SNS si mette in moto quando c'è una minaccia. Tutto va a gonfie vele. La minaccia si attenua e il cervello determina che la minaccia è finita. Poi, il sistema di impegno sociale entra in azione e avvisa l'SNS dandogli il segnale di "via libera". Come tale, l'unica cosa che l'SNS fa è regolare i parametri delle funzioni corporee; l'SNS e il sistema di impegno sociale lavorano su una base on/off. Va notato che l'impostazione predefinita per il corpo è l'attivazione del sistema di impegno sociale. Il SNS è destinato ad essere usato solo in caso di emergenza.

Il ramo ventrale entra in gioco quando il sistema di impegno sociale è in controllo. Il ramo ventrale regola essenzialmente tutto ciò che accade sopra il diaframma in modo tale che il corpo sia in grado di regolare continuamente le sue risposte.

In altre parole, il cervello percepisce una potenziale minaccia ma poi la scarta rapidamente. Il sistema di impegno sociale si spegne e si riaccende quasi istantaneamente.

Come funziona una cosa del genere?

Per esempio, state camminando per strada di notte e una persona si avvicina. Siete preoccupati che possa essere un estraneo che vuole fare del male. Man mano che vi avvicinate, vi rendete conto che si tratta di un vicino amichevole. L'avvertimento emesso dal cervello non è durato abbastanza a lungo perché il sistema di impegno sociale fosse spento e l'SNS attivato. Tuttavia, il cervello ha emesso un avvertimento che ha avvisato il sistema di impegno sociale di essere in standby. Se l'avvertimento era reale, allora l'SNS si sarebbe attivato e la risposta appropriata sarebbe seguita.

Secondo questo esempio basato sulla teoria Polivagale, il sistema di impegno sociale è il sistema di default del corpo umano. Di conseguenza, questo porta alla luce il fatto che l'SNS è destinato ad essere attivo solo per periodi di tempo molto brevi. Di conseguenza, possiamo dedurre che periodi prolungati di attivazione degli SNS possono portare a un serio prosciugamento dell'energia e del benessere generale del corpo. Quindi, è di vitale importanza aiutare il corpo a calmarsi.

Come discuteremo più avanti, questo effetto calmante, o lenitivo, può essere ottenuto attraverso la giusta stimolazione del nervo vagale. Inoltre, è utile guardare a questa stimolazione ad un livello più ampio nella misura in cui calma e lenisce l'intero sistema nervoso portando così il corpo a raggiungere il giusto equilibrio tra tutte le sue funzioni.

Ecco perché vorremmo sottolineare l'importanza di calmare il sistema nervoso in tutto questo libro. In questo modo potrete iniziare a vedere risultati immediati. Infatti, solo essendo in grado di prendere un po' di tempo lontano dalle principali fonti di stress nella vostra vita, sarete in grado di vedere una rapida svolta nel modo in cui vi sentite e nel modo in cui il vostro corpo reagisce ai vari stimoli intorno a voi. Naturalmente, approfondiremo questo argomento a tempo debito.

Nel frattempo, si consiglia vivamente di fare una valutazione dei vari aspetti che possono causare lo stress. Certo, ci può essere un fattore di stress su cui avete poco controllo. Per esempio, potreste avere poco controllo sul vostro lavoro. Tuttavia, avete il controllo sui modi in cui potete dissipare quell'energia negativa che potrebbe sovraccaricare il vostro sistema nervoso, in particolare il SNS, portandovi così ad andare in giro con un PNS sovraccarico.

Capitolo 1

Come possono lo stress e l'ansia influenzare il tuo corpo e la tua vita?

Ci possono essere situazioni in cui non puoi agire come facevi prima perché ora l'ansia ha la sua presa su di te. È la sensazione di avere paura dell'ignoto. In senso più ampio, l'ansia si presenta in diverse forme come la sensazione di preoccupazione, apprensione, nervosismo, o la sensazione che tutto stia andando fuori controllo. Forme gravi di ansia possono essere estremamente devastanti e possono avere un grande impatto sulla tua vita e sulla tua salute.

La paura e il panico sono emozioni umane naturali. Tutti si sono sentiti ansiosi per una ragione o per l'altra. È la sensazione di preoccupazione, apprensione o panico in risposta a certe situazioni che di solito sono poco sicure o scomode.

L'ansia è un'emozione umana di base. In generale, è sana e gestibile fino a un certo punto. Poiché tutti sperimentano l'ansia, può essere difficile riconoscere e accettare l'ansia come un problema, ma se si ignorano i sintomi dell'ansia, si perde la possibilità di capire meglio la propria vita e se stessi. Se cerchi di capire cosa ti sta dicendo la tua ansia, avrai più possibilità di superare il problema. In effetti, si arriva a godere di una migliore qualità della vita.

La tua ansia ti sta aiutando o è diventata eccessiva e dannosa? Ora cercheremo di saperne di più sull'ansia e su cosa si può fare per aiutare a controllare il problema.

Ci sono diversi disturbi "elencati" che sono tutti classificati come "ansia". A seconda della durata dell'ansia e della sua gravità, essa può effettivamente portare a sintomi fisici. Quando si manifesta fisicamente, può far sì che la persona si senta stanca, abbattuta, affaticata, può causare dolore ai muscoli e alle articolazioni, può portare ad un aumento del rischio di ammalarsi, e può anche aumentare il rischio di infarto, ictus, e una serie di altre emergenze sanitarie.

Ci sono probabilmente molte cose che hai vissuto nella tua vita che ti hanno causato un certo livello di preoccupazione. Forse hai avuto un esame al liceo che ti ha preoccupato. Anche se hai studiato e ti sentivi sicuro di conoscere il materiale, potresti esserti preoccupato per quel test.

Forse ti ha impedito di dormire bene la notte prima di quel test. Sarebbe considerata ansia?

Tutto dipende. Poiché ha interferito con la tua capacità di dormire, ad alcune persone potrebbe essere stata diagnosticata una leggera ansia. Ma molto probabilmente una volta che il test era finito sei stato in grado di tornare alla tua normale routine e non ti sei più preoccupato, e questo non sarebbe stato classificato come ansia. Più come stress.

Tutti noi sperimentiamo lo stress nel corso della nostra vita. È abbastanza naturale e normale, ma quando si comincia a preoccuparsi eccessivamente per certe cose, specialmente quelle che non si possono controllare, allora diventa un problema.

Quando si ha a che fare con lo stress su base regolare, che sia a causa di pressioni finanziarie, scuola, problemi di relazione, preoccupazioni per il lavoro o per trovare lavoro, o qualsiasi altra cosa, col tempo può trasformarsi in ansia.

Quello che succede di solito è che la preoccupazione inizia a consumare i tuoi pensieri. Cominci a pensare alle sfide che stai affrontando su base regolare. Potresti pensare all'affitto in ritardo mentre torni a casa dal lavoro, sapendo che non puoi pagarlo adesso.

Potresti essere preoccupato per l'azienda per cui lavori che si sta ridimensionando. Potresti essere preoccupato per il benessere di tuo figlio adulto perché è fuori a far festa ogni notte, non sembra prendersi alcuna responsabilità per la sua vita, si sta indebitando, e niente di quello che dici o fai - a parte pagare le bollette per lui. -sta facendo la differenza.

Quando cerchi di addormentarti la sera, quando la TV è spenta e tutto è tranquillo, e non riesci a spegnere la preoccupazione e lo stress. Continui a rigirare quelle paure nella tua mente.

A un certo punto, nel mezzo della notte, potresti finalmente addormentarti, ma la sveglia suona solo due o tre ore dopo. Ora sei stanco e devi affrontare un altro giorno come quello.

Moltiplicatelo notte dopo notte e l'ansia continuerà a crescere ancora di più perché ora state cercando di concentrarvi sul lavoro, di impressionare il capo o di diventare impazienti con le persone intorno a voi.

Potreste scattare contro qualcuno e sentirvi subito in colpa, e questo peggiorerà le cose nella vostra mente. Alla fine potreste sentire una stretta al petto, a volte il respiro corto, e avere difficoltà a portare a termine qualcosa.

Col tempo potresti ritirarti da alcune delle attività che ti piacevano perché stai passando tutto il tuo tempo a preoccuparti di tutto, anche se in realtà non sei in grado di fare nulla.

Con il tempo, stai vivendo una vita completamente diversa con poco da godere. Questo può portare alla depressione e a uno stato generale di preoccupazione per molte altre cose, anche quelle che in passato non erano una grande preoccupazione per te.

Capitolo 2

Infiammazione e cosa può fare un nervo vago stimolato

Parliamo dell'infiammazione. L'infiammazione è qualcosa che accade nel corpo quando c'è una risposta a qualcosa che non dovrebbe esserci.

Tutte le infiammazioni sono negative?

Non necessariamente. Infatti, l'infiammazione è molto importante per assicurarsi di rispondere correttamente a diversi stimoli all'interno del corpo.

Con l'infiammazione, si ha una ferita, o un dolore, o anche un'infezione, e da questo si ottengono più globuli bianchi, cellule immunitarie e citochine che vengono utilizzate per l'infezione.

L'infiammazione è qualcosa che dovrebbe essere a breve termine, con rossore, calore, gonfiore e dolore. Ma, in alcuni casi, potresti avere un'infiammazione che avviene all'interno del corpo, senza sintomi che normalmente non noti.

Quando c'è qualcosa nel corpo che il cervello riconosce come un invasore, inizia l'infiammazione nel corpo. Tuttavia, quando non viene spenta correttamente, può causare molti problemi.

Quali condizioni causa?

Beh, tutto ciò che produce una risposta infiammatoria è un colpevole qui. Per esempio, il diabete, le malattie cardiache, il cancro, le malattie del fegato grasso, l'asma, il morbo di Chron, l'IBS, e praticamente tutto ciò che ha l'infiammazione come causa ne fa parte.

Anche le allergie e le sensibilità alimentari sono viste qui. La resistenza all'insulina è un altro sintomo dell'infiammazione, per cui il diabete di tipo 1 è spesso un risultato dell'infiammazione nel corpo.

Mentre una parte dell'infiammazione può essere spenta abbastanza facilmente, vi renderete conto che, con ogni singolo stimolo, può effettivamente creare un sacco di problemi alle persone, e può avere un sacco di problemi che sono molto difficili da risolvere se non si sta attenti.

Le persone che sono obese, o sotto un sacco di stress, di solito c'è un'infiammazione cronica.

Mentre si potrebbe notare, la maggior parte delle volte si deve vedere un medico per ottenere alcuni esami del sangue, tra cui il test della proteina C-reattiva, TMF alfa, e l'IL-6, che sono tutte diverse sostanze chimiche che sono all'interno del corpo ogni volta che si ha una risposta infiammatoria.

Quindi, quali sono le cause?

Beh, ci sono molte cause diverse qui, e il nervo vago è in realtà una parte di questo. Quando il nervo vago è adeguatamente stimolato, invia i neurotrasmettitori per dire alla risposta infiammatoria che è finita, l'invasore se n'è andato, non c'è bisogno di attivare, il che causa una risposta ridotta.

Ma, con un nervo vago impropriamente stimolato, può causare una sovrastimolazione della risposta infiammatoria all'interno del corpo, con conseguente resistenza all'insulina, malattie cardiache, obesità e anche altre condizioni.

Questo è parzialmente causato dalla tua dieta, naturalmente. Mangiare grandi quantità di zuccheri, carboidrati, sciroppo di mais ad alto contenuto di fruttosio, e consumare una dieta che è piena di cibo spazzatura è una parte del motivo per cui si possono avere risposte infiammatorie, e la soluzione, in questo caso, è, naturalmente, un cambiamento di dieta.

Se sei stressato e attivi continuamente il sistema nervoso parasimpatico, anche il tuo nervo vago ne risente. Questo, a sua volta, provoca anche una risposta infiammatoria nel corpo, e quindi, anche le malattie verranno fuori.

Ma non si tratta solo degli zuccheri. È anche il modo in cui il tuo nervo vago è stimolato. Quando il nervo vago non funziona, non controlla la risposta infiammatoria e spesso non controlla i segnali al cervello.

In molti casi, quando stiamo continuamente riducendo le nostre risposte di "fuga o lotta", i marcatori biologici ci aiuteranno a ridurre l'infiammazione.

Quando vedete un medico per l'infiammazione, è probabile che non vi prescriva dei farmaci per questo. Questo perché il modo di combattere l'infiammazione non può sempre essere gestito con i farmaci, e spesso i farmaci causano più effetti collaterali che aiuto al corpo.

Il nervo vago influisce sulla frequenza cardiaca, e anche l'acetilcolina, che è un tranquillante che puoi somministrarti semplicemente inspirando ed espirando, e da lì si attiva il tuo sistema nervoso parasimpatico.

Quando lo attivi, stai essenzialmente incoraggiando le azioni "riposa e digerisci" o "tendi e aiuta" nel corpo. Le azioni "tendere e fare amicizia" all'interno del vostro corpo, naturalmente, sono quei neurotrasmettitori che vengono attivati.

Quando attivate il vostro nervo vago, state fondamentalmente spegnendo tutte quelle risposte di cui non avete bisogno nel corpo, e questo vi aiuterà con l'infiammazione.

Artrite e infiammazione

Un aspetto dell'infiammazione che il tuo nervo vago può aiutare a combattere è l'artrite. L'artrite è un'infiammazione delle articolazioni, con conseguente dolore quando si muove il corpo. Ci sono stati recentemente dei test che hanno collegato il tuo nervo vago all'infiammazione nel corpo.

L'artrite reumatoide, in particolare, viene spesso frenata con una stimolazione sufficiente. Quando si impianta un dispositivo del nervo vago nel corpo, riduce l'infiammazione e migliora il risultato perché aiuta a inibire la produzione di citochine.

L'artrite reumatoide è una malattia cronica che coinvolge l'infiammazione, e colpisce molte persone ogni anno, infatti oltre un milione di persone soffrono di questa condizione, e la ricerca è stata fatta per aiutare a combattere gli effetti di questo.

La maggior parte degli immunologi e dei neuroscienziati hanno utilizzato nuove tecnologie per cercare l'esatta informazione neurale che ci dirà dove l'infiammazione è causata. È stato scoperto un "riflesso infiammatorio" che il nostro corpo ha. Questo è in realtà un riflesso che causerà la produzione di citochine.

Ora le citochine sono una parte dell'aumento dell'infiammazione nel corpo, e sono attivate da una risposta del sistema immunitario. Il tuo nervo vago essenzialmente dice a queste citochine di smettere di fare quello che stanno facendo, e inibisce la produzione complessiva di queste per aiutare a ridurre l'infiammazione nel corpo.

Mentre più ricerche devono essere fatte, è stato scoperto che l'artrite reumatoide è stata ridotta mettendo un piccolo dispositivo nel corpo che innesca una reazione a catena che aiuta a ridurre le citochine, e quindi l'infiammazione, creando un effetto domino nel corpo quando si tratta di infiammazione.

La maggior parte delle persone che possono beneficiare di questo subito sono quelli con Parkinson, Alzheimer e Chrons, insieme a quelli con RA.

Si spera che questo dispositivo aiuti a trattare l'AR nel modo in cui dovrebbe, e a ridurre l'infiammazione non solo negli animali, ma anche nelle persone. Può aiutare a migliorare l'immunità.

Mentre c'è ancora più ricerca da fare, specialmente sul miglioramento di questo, questo è un ottimo modo per migliorare la vita degli altri. Discuteremo più in dettaglio cosa sono le stimolazioni del nervo vago tramite questo dispositivo in un capitolo successivo, ma per ora, capite che le condizioni artritiche, specialmente l'artrite reumatoide, sono spesso frenate, e c'è molto che questo può fare per ridurre questa condizione nel corpo.

La medicina integrativa bioletica si sta occupando di studi che coinvolgono la stimolazione del nervo vago in questi giorni per aiutare le persone a capire e stimolare il loro nervo vago al fine di aiutarli, e non solo causerà meno effetti collaterali, ma è anche più economico di altre opzioni.

Migliorare le condizioni autoimmuni

I disturbi autoimmuni sono disturbi che si verificano quando il tuo corpo agisce in automatico per stimolare il sistema immunitario. Tuttavia, di solito le condizioni autoimmuni permangono perché, mentre la minaccia è passata da tempo, il tuo corpo non se ne rende conto. Il sistema nervoso parasimpatico non è adeguatamente stimolato, e questo si traduce in affaticamento, condizioni infiammatorie, e ci si sente malissimo per la maggior parte del tempo.

Queste sono spesso considerate condizioni che non si possono vedere, ma si possono sentire. Per esempio, mentre non si può vedere sempre qualcuno con il lupus, questa è una condizione autoimmune, e fa sentire le persone affaticate e stanche.

Le risposte autoimmuni sono risposte infiammatorie e sono usate dal corpo per proteggersi, ma il problema è che quella protezione spesso ha un prezzo.

Ma, il tuo nervo vago, quando funziona correttamente, così lavorare per aiutare a regolare questo problema, rendendo più facile per voi di gestire la vita. Le condizioni autoimmuni non hanno bisogno di distruggere il tuo corpo, ma invece, controllando correttamente tutto questo=, ti sentirai meglio, e anche molto più felice.

Allora, come si combatte?

L'infiammazione è qualcosa che non si può sempre vedere. È per questo che molte volte, le persone con condizioni infiammatorie sono quelle che hanno "malattie invisibili" poiché non sono visibili a occhio nudo, e a volte nemmeno ai test, ma sono lì, e stanno distruggendo il corpo.

Il modo migliore per lavorare sul miglioramento dell'infiammazione nel corpo è stimolare il nervo vago. Se adeguatamente stimolato, può ridurre le risposte infiammatorie nel corpo, aiutandovi a sentirvi meglio, e riducendo i casi di questo. Questo è spesso molto più difficile di quanto si pensi, perché molti di noi vivono vite stressanti in cui siamo sempre in modalità "fuga o lotta" nel corpo.

Ma se vi prendete cura del vostro corpo e lavorate per combattere l'infiammazione, questo può aiutare il corpo e ridurre i casi di sovrastimolazione del nervo vago.

Quando il nervo vago è stimolato correttamente, l'infiammazione sembra quasi magicamente andare via. Lavora in profondità i neurotrasmettitori all'interno del corpo, per aiutare tutto a funzionare correttamente.

Capitolo 3

Esercizi per l'ansia

Ora che sapete come funziona il nervo vago e perché è importante per la vostra salute, concentriamoci sulla sua applicazione. Molte persone si affrettano a usare qualsiasi mezzo di attivazione del nervo vago che gli capiti a tiro. Come già detto, ci sono alcune tecniche di attivazione del nervo vago che sono utili mentre altre sono dannose. Bisogna essere cauti a non usare tecniche dannose. L'attivazione continua del nervo vago con tecniche sbagliate può portare a un'infiammazione cronica, che può essere fonte di altri problemi. Abbiamo già visto gli effetti negativi associati all'infiammazione del nervo vago.

Tecniche di respirazione per l'attivazione del nervo vago

Per aiutare ad attivare il nervo vago, si può adattare la respirazione diaframmatica. In questo tipo di respirazione, l'obiettivo è quello di ridurre la tensione sui polmoni e sul cuore. Quando si usa questo tipo di respirazione, ci si permette di prendere l'aria in pezzi lenti che aiutano a ridurre la pressione. La respirazione diaframmatica aiuta ad espandere il diaframma. Questo è efficace per ridurre la pressione sanguigna e calmare i nervi nei momenti di ansia. La riduzione della pressione e la calma dei nervi aiuta il corpo ad attivare le azioni parasimpatiche del nervo vago. L'attivazione dell'azione parasimpatica porta infine al riposo. Ecco una guida passo dopo passo alla respirazione diaframmatica.

Passo 1: Posizionarsi

Quando vuoi respirare e calmare i tuoi nervi, devi allineare il tuo corpo in una posizione che permetta una sufficiente presa d'aria. In termini semplici, i tuoi polmoni devono essere aperti. Se provi la respirazione diaframmatica mentre sei sdraiato sulla pancia o seduto in una cattiva posizione, ti affaticherai; il tuo corpo deve essere abbastanza libero da permettere abbastanza aria nei tuoi polmoni. Le posizioni migliori sono quando sei in piedi in posizione eretta o quando sei seduto in posizione eretta. Puoi stare in posizione eretta e allargare leggermente le braccia. Questa postura apre il petto per far entrare aria a sufficienza. Se sei seduto su una sedia o un tappetino, assicurati che la tua schiena sia in posizione eretta. Questo ti permette di inalare liberamente l'aria.

Passo 2: Inspirare e mettere in pausa

Dopo esserti posizionato strategicamente, inspira lentamente una grande quantità d'aria e trattienila. Puoi trattenere il respiro per circa dieci secondi o anche di più. Dato che la respirazione regolare comprende 10 - 14 inalazioni al minuto, la respirazione diaframmatica di solito comporta circa 6 inalazioni al minuto. Quando inalate l'aria fresca, non abbiate fretta di farla uscire. Tienila per qualche secondo; circa 10, poi rilasciala dolcemente.

Passo 3: Espirare lentamente

Dopo circa dieci secondi, ora puoi espirare e ricominciare il processo da capo. Quando fai uscire l'aria, ti senti come se lo spazio si fosse liberato e un peso ti fosse stato tolto dalle spalle. Il processo di espirazione aiuta a pulire il tuo corpo da tutta l'energia negativa. Quando si rilascia l'aria, si permette al corpo di calmarsi e di riprendere le attività normali. È importante notare che questo tipo di respirazione deve essere ben coordinato per funzionare. Se non ti permetti di calmarti e provi a concentrarti sul tuo respiro, lo sforzo potrebbe essere inutile. Per quanto tu voglia goderti la tua vita e liberarti dall'ansia, devi provare ad allenare i tuoi pensieri a concentrarti sul tuo respiro. Devi permetterti di visualizzare l'intero processo.

Esercizi che attivano il nervo vago

L'esercizio quotidiano può anche influenzare il tuo nervo vago. Sappiamo che le attività fisiche influenzano direttamente la frequenza cardiaca e la pressione sanguigna. Queste attività possono moderare la frequenza cardiaca o possono aumentarla a seconda della tua condizione. Mentre le attività fisiche sono efficaci nel controllare il nervo vago, non tutte le attività funzionano. Nella maggior parte dei casi, sono le attività fisiche dolci che non richiedono molta energia che funzionano bene nell'attivare il nervo vago. Le due principali attività fisiche usate nell'attivazione del nervo vago sono lo yoga e il tai-chi.

Yoga: Lo yoga è una forma di attività fisica che comporta lo stretching dei muscoli del corpo in combinazione con la meditazione e le recitazioni di affermazione. Lo yoga combina tante tecniche fisioterapiche in una sola sessione. Se vuoi beneficiare della capacità di attivazione del nervo vago dello yoga, devi trovare il giusto allenatore di yoga. Puoi anche eseguire lo yoga a casa usando dei video guidati. Un fattore importante da tenere a mente quando si tratta di eseguire lo yoga è che la sessione dovrebbe essere calmante per la mente. Quando si esegue lo yoga per l'attivazione del vago, provare a incorporare altre tecniche come la respirazione lenta e la meditazione. Per eseguire bene lo yoga, avrete bisogno di un luogo tranquillo con interruzioni minime. Avrete anche bisogno di un tappetino da yoga e di un video guida. Se si preferisce eseguire tra altri individui, è possibile entrare in uno studio di yoga vicino a casa tua.

Tai-chi: Il Tai-chi è una forma di tecnica di lotta originaria dell'antica Cina. La tecnica oggi viene eseguita come forma di esercizio. Il Tai-chi comporta principalmente lenti movimenti orizzontali con le mani poste davanti al praticante. Questo tipo di esercizio è stato trovato essere calmante e molto utile per gli individui che desiderano stimolare il loro nervo vago. Se vuoi stimolare il tuo nervo vago, concentrati semplicemente sull'esercizio dei movimenti lenti. Puoi usare un video guidato per eseguire il tai-chi, o puoi scegliere di visitare uno studio vicino a te.

Meditazione per l'attivazione del nervo vago

La meditazione è uno dei modi più importanti per attivare il nervo vago. La meditazione può essere usata da qualsiasi persona, anche da coloro che non hanno frequentato corsi di meditazione. Rispetto al tai-chi e allo yoga, che sembrano essere complessi, la meditazione è un approccio semplice.

La meditazione implica semplicemente la visualizzazione. Il praticante deve visualizzare un certo ambiente che promuove la calma. Lo scopo principale della meditazione in questo processo è quello di calmare l'azione simpatica e attivare l'azione parasimpatica del nervo vago. Se sei in grado di inviare un segnale al cervello che avvia le azioni del sistema nervoso parasimpatico, sarai nella posizione giusta per andare avanti con la tua vita.

Per beneficiare della meditazione, è necessario scegliere il giusto tipo di meditazione. Ci sono molti tipi di meditazione. Tuttavia, solo alcuni sono efficaci per calmare i nervi e stimolare l'azione del nervo vago. Alcune delle tecniche di meditazione usate per attivare il nervo vago includono:

Meditazione Mindfulness: In questo tipo di meditazione, l'obiettivo è quello di distrarre la mente dai pensieri che causano ansia. Quando si pratica la meditazione mindfulness, l'attenzione è su se stessi. Pensi solo a te stesso, al tuo corpo, al tuo ambiente, tra gli altri. Se vuoi godere dei frutti della meditazione mindful, devi osservare le regole della meditazione mindful. In primo luogo, durante la mindfulness, una persona può scoprire alcuni fatti frustranti su se stessa. Nella meditazione consapevole, ci si permette di visualizzare se stessi in un modo che non si è mai fatto prima. Pertanto, tutti i benefici della meditazione dovrebbero essere protetti seguendo le regole. Una delle regole più importanti di questo tipo di meditazione è essere non-giudicante. In altre parole, non vi è permesso giudicarvi dopo aver osservato i vostri pensieri o sentimenti. Vi è richiesto di abbracciare la verità su voi stessi. Questa azione di per sé promuove la calma dei nervi. Alcune persone che soffrono di depressione sperimentano il nervosismo solo per la paura di essere giudicati. Tuttavia, se si può imparare ad accettare i propri difetti attraverso la meditazione mindfulness, non si sarà scossi da nulla. La meditazione mindfulness ti insegna a essere forte e a credere in te stesso, non importa cosa il mondo possa dire di te. Questo è l'atteggiamento necessario per superare l'ansia e la depressione. Questo atteggiamento promuove anche le attività parasimpatiche del nervo vago.

Meditazione focalizzata: La meditazione focalizzata è un tipo di meditazione in cui il praticante concentra i suoi pensieri su un singolo oggetto. In questo tipo di meditazione, si può scegliere qualsiasi oggetto in una stanza e semplicemente concentrarsi su di esso. La meditazione focalizzata richiede un'intensa concentrazione. Per esempio, si può scegliere di concentrarsi su una sedia o un muro. Quando esegui la meditazione focalizzata, non puoi liberare i tuoi occhi da quel mobile. Usa la tua mente per descrivere la sedia e prova a guardarla in base a diversi aspetti. Pensa al suo design, ai colori, alla forma, alla marca o a qualsiasi altro aspetto della sedia. Pensate ai fattori che la rendono speciale, come regge il peso, tra gli altri. Questo tipo di meditazione ha solo lo scopo di aiutarvi a ridurre la tensione nella vostra mente. Dopo aver ridotto la tensione nella tua mente, il corpo può lentamente ridurre le azioni simpatiche che stanno portando ansia.

Meditazione di pace, amore e gentilezza: Questo è il tipo di meditazione più ideale per gli individui che cercano di attivare il nervo vago. Il fatto che una persona possa essere in preda all'ansia o alla depressione significa che ha bisogno di un'attività che porti a calmare i nervi. Non c'è attività migliore della meditazione su pace, amore e gentilezza.

In questo tipo di meditazione, devi visualizzare te stesso come un centro di pace, amore e gentilezza per il mondo. Nella tua mente, devi visualizzare un mondo senza violenza o odio. In questo mondo, tu sei la fonte principale di pace, amore e gentilezza. In questo tipo di meditazione, visualizzate voi stessi che estendete la gentilezza alle persone che ne hanno bisogno. Vi distinguete come un individuo che abbraccia coloro che sono deboli. Nelle vostre routine, fornite pace e gentilezza alle persone che vi sono vicine e cercate di mostrare loro che il mondo può essere un posto migliore. Regali liberamente alle persone che hanno bisogno di aiuto per le strade. Potete anche visitare i vostri nemici e tendere una mano di perdono. Create un mondo perfetto nella vostra visualizzazione e abbandonatevi a quel mondo pacifico per qualche minuto. Quando avrete finito la vostra meditazione, sarete nel posto giusto per lasciare andare tutte le vostre paure e l'ansia. Questo effetto calmante attiva il nervo vago, permettendoti di vivere di nuovo una vita normale.

Semplice guida passo dopo passo alla meditazione

Passo1: Preparare la stanza di meditazione e gli strumenti

Affinché la meditazione abbia successo, è necessario trovare un luogo tranquillo senza interruzioni. Puoi meditare nella tua camera da letto o in uno spazio aperto. È importante che il luogo di meditazione abbia molta aria fresca e che ti permetta di godere della pace durante la meditazione. Avrete anche bisogno di un tappetino da meditazione o di una sedia con lo schienale destro. Potresti aver bisogno di un po' di musica per la meditazione, ma non è obbligatorio.

Passo 2: Posizionarsi per la meditazione

Prima di iniziare la meditazione, assicurati di avere abbastanza tempo per completare la sessione. Spegni tutte le interruzioni come il tuo cellulare e usa il tuo orologio solo per impostare un promemoria per il tempo. Posizionatevi sul tappetino in una posizione seduta con le gambe davanti. Siediti in posizione eretta e permettiti di respirare liberamente l'aria fresca. Se stai usando una sedia, assicurati che la tua schiena sia allineata parallelamente allo schienale dritto della sedia. Questo permette alla tua schiena di essere in una posizione eretta, che è perfetta per respirare liberamente.

Passo 3: Chiudi gli occhi e concentrati sul tuo respiro

Per preparare la tua mente alla meditazione, devi attirare la tua concentrazione. Il modo più semplice per iniziare a concentrarsi è concentrarsi sul proprio respiro per circa 5 minuti. Non cercare di controllare come respiri. Concentratevi solo sui vostri pensieri e sentite come l'aria entra ed esce. Questo aumenterà la tua consapevolezza dell'ambiente e ti permetterà di concentrarti sul momento.

Passo 4: Entrare nella visualizzazione

Una volta che la tua mente è stata preparata per il processo, entra in profondità nella visualizzazione. Con qualsiasi tipo di meditazione, puoi seguire questo processo. Cominciate solo a preparare la vostra stanza, a posizionarvi e a preparare la vostra mente. Una volta che siete pronti, potete ora focalizzare la vostra mente su qualsiasi cosa la tecnica di meditazione richieda. Per esempio, nella meditazione focalizzata, potete ora aprire gli occhi e scegliere di concentrarvi sul soffitto della stanza. Se sapete che eseguirete la meditazione focalizzata, assicuratevi che ci sia qualcosa su cui potete concentrarvi nella stanza. È interessante notare che non può mancarvi qualcosa da guardare e da cercare di descrivere nella vostra comprensione. Se state eseguendo la meditazione di pace, amore e gentilezza, dovete chiudere gli occhi e creare le immagini nella vostra testa. Devi iniziare a visualizzare le tue attività come ambasciatore di pace per coloro che ne hanno bisogno. È molto più semplice se chiudi gli occhi e ti concentri solo sulla meditazione per un determinato periodo di tempo.

Modi naturali di stimolazione del nervo vago

Oltre alla meditazione, la respirazione lenta e lo yoga, ci sono altre tecniche di stimolazione del nervo vago che sono meno dannose. Guarda queste tecniche e usale per stimolare il tuo nervo vago quando sei ansioso o nervoso.

Gomma da masticare: La gomma da masticare porta alla secrezione di CCK, un ormone intestinale che attiva direttamente gli impulsi vagali. Questo spiega perché le persone sono propense a rimanere attive per lunghe ore mentre masticano una gomma. Quando una persona mastica una gomma, può andare avanti per ore senza prendere cibo. Questo è dovuto agli impulsi vagali che la CCK invia al cervello. Il cervello è ingannato nel pensare che la persona stia mangiando del cibo. Questo trucco può essere usato per ridurre le azioni sensoriali che portano a sensazioni di fame in una persona.

Mangiare cibi ad alto contenuto di fibre: Cibi ad alto contenuto di fibre sono stati trovati utili per stimolare l'azione del nervo vago. Gli alimenti in fibra sono una buona fonte di GLP-1, un ormone saziante che è responsabile della stimolazione degli impulsi del nervo vago nel cervello. Questo ormone aiuta a rallentare l'azione dell'intestino e, di conseguenza, fa sentire una persona più piena per molto tempo. Alcuni degli importanti alimenti ad alto contenuto di fibre sono i cereali come l'orzo e i piselli. Si può anche contare su carote, noci e patate, tra gli altri.

Tai Chi: Abbiamo già visto il tai-chi come uno dei modi più efficaci per stimolare il nervo vago. Si tratta di un processo naturale al 100% poiché non implica l'uso di gadget elettronici. Il tai-chi è noto per la sua capacità di aumentare la variabilità della frequenza cardiaca; di conseguenza, influenza direttamente le azioni del nervo vago.

Gargarismi: I gargarismi possono sembrare un gioco da ragazzi per molti, ma sono un esercizio importante che può influenzare la salute del nervo vago. I gargarismi attivano il nervo vago e stimolano il tratto gastrointestinale. Naturalmente, è il nervo vago che dovrebbe attivare i muscoli dietro la gola, permettendoti di fare i gargarismi. Tuttavia, in un caso in cui l'azione del nervo vago è lenta, e il corpo ha bisogno di qualche stimolo, i gargarismi autoindotti portano alla contrazione dei muscoli nella parte posteriore della gola, stimolando così il nervo vago. Puoi stimolare naturalmente il tuo nervo vago facendo dei gargarismi con l'acqua prima di inghiottirla. Cantare o cantare: Un altro modo di influenzare l'attività del tuo nervo vago è il canto e la cantilena. Il canto aumenta la variabilità del cuore, proprio come nel caso del tai chi. Alcuni dei migliori canti e canzoni includono il canticchiare, la recitazione di mantra, il canto di un inno, ecc. Questi tipi di canzoni o qualsiasi performance di danza e canto iperattivo possono influenzare il nervo vago in larga misura. Quando si canta, si stimola la pompa vagale, che invia onde rilassanti al cervello attraverso il coro. Se canti o canti a squarciagola, attivi i muscoli dietro la gola, che stimolano il nervo vago all'azione. Socializzazione positiva: Le relazioni sociali possono far superare a una persona alcune delle emozioni negative che portano all'ansia. Se ci si relaziona bene con le persone, è più probabile che ci si senta calmi e rilassati anche quando le situazioni sono difficili. In uno studio condotto dal Dipartimento di Psicologia dell'Università del Michigan, ai partecipanti è stato chiesto di sedersi separatamente e di pensare con compassione alla loro famiglia e ai loro amici. Ai partecipanti è stato anche richiesto di ripetere in silenzio frasi appassionate come **……… possa tu sentirti felice, possa tu sentirti sicuro, possa tu vivere bene,** ecc.

Rispetto a quelli che controllavano la ricerca, i partecipanti all'esercizio hanno mostrato un aumento generale di emozioni positive come gioia, divertimento, serenità, interesse, tra gli altri. Questi cambiamenti sono stati associati a un senso di connessione. Come risultato, i partecipanti hanno sperimentato una migliore attività vagale come osservato attraverso la loro variabilità della frequenza cardiaca. Se vuoi essere veramente felice e vivere bene in tutte le situazioni, devi imparare ad abbracciare le persone. Riunite le persone e amate la vostra vita con gioia.

Ridere: Si dice che la risata sia la migliore medicina. Quando si tratta di prendersi cura della propria salute mentale e sociale, non c'è opzione migliore della risata. Diversi studi indicano che la risata è la migliore medicina poiché stimola il nervo vago. Una ricerca ha mostrato che la risata yoga ha portato ad un aumento della variabilità della frequenza cardiaca tra i partecipanti. Questo dimostra che il cuore può essere influenzato dalla tua risata. Quando una persona ride, i muscoli posteriori del pensiero sono stimolati allo stesso modo dei gargarismi. Questa stimolazione porta all'attivazione del nervo vago, portando un senso di benessere. Puoi migliorare la salute del tuo nervo vago coinvolgendoti in attività che promuovono la risata.

Capitolo 4

Cause di ansia, depressione e infiammazione

Relazione tra infiammazione, depressione e ansia
Si sta sviluppando la prova che l'infiammazione può intensificare o addirittura offrire la salita a effetti collaterali gravosi. La risposta infiammatoria è una parte fondamentale della nostra struttura insensibile. Nel momento in cui il nostro corpo viene attaccato da organismi microscopici, infezioni, veleni o parassiti, il quadro insensibile avvia cellule, proteine e tessuti, compreso il cervello, per attaccare questi intrusi. La tecnica principale è quella di timbrare le parti del corpo danneggiate, in modo da poter dare più considerazione ad esse. L'infiammazione vicina rende le parti danneggiate rosse, gonfie e calde. Quando il danno non è circoscritto, a quel punto, il quadro si aggrava. Queste variabili asso-infiammatorie offrono l'ascesa alle "pratiche di afflizione". Queste incorporano cambiamenti fisici, psicologici e sociali. Normalmente, hanno spazzato via l'individuo incontra languore, debolezza, tempo di risposta lento, impedimenti psicologici e perdita di desiderio. Questo raggruppamento stellare di cambiamenti che avvengono quando siamo cancellati è versatile. Ci costringe a riposare di più per riparare e a rimanere scollegati per non diffondere malattie.

Sia come sia, una risposta infiammatoria prolungata può scatenare la rovina nel nostro corpo e può metterci in pericolo di depressione e altre malattie. Ci sono molte prove che cementano la connessione tra infiammazione e depressione. Per esempio, i marcatori di infiammazione sono aumentati negli individui che sperimentano gli effetti negativi della depressione rispetto a quelli non depressi. Inoltre, i marcatori dell'infiammazione possono anticipare la gravità delle manifestazioni gravose. Un'indagine che ha analizzato i gemelli che offrono il 100% di qualità simili ha scoperto che il gemello che aveva una fissazione CRP più alta (una proporzione di infiammazione) era destinato a creare la depressione cinque anni dopo il fatto.

Gli specialisti hanno visto che la loro malignità e pazienti di epatite C trattati con terapia IFN-alfa (aumenta la risposta infiammatoria) allo stesso modo sperimentato la depressione. Questo trattamento ha ampliato l'arrivo di citochine infiammatorie geniali, che hanno offerto ascendere a fame persa, aggravamento di riposo, anedonia (perdita di gioia), impedenza soggettiva e ideazione autodistruttiva. La pervasività della depressione in questi pazienti era alta. Questi risultati aggiungono sicurezza alla storia dell'infiammazione della depressione.

Successive indagini caute hanno dimostrato che l'espansione della frequenza della depressione nei pazienti trattati con IFN-alfa non era solo alla luce del fatto che sono stati spazzati via. Utilizzando una tecnica di base per infondere soggetti sani con intrusi invulnerabili del quadro, gli specialisti hanno scoperto passi più alti di effetti collaterali gravosi durante quelli che sono stati presentati in contrasto con la raccolta di trattamento falso. I soggetti che sono stati avviati ad avere una risposta infiammatoria piagnucolavano di indicazioni, per esempio, stato d'animo negativo, anedonia, influenze inquietanti di riposo, ritiro sociale e debolezze intellettuali.

La connessione tra infiammazione e depressione è molto più forte per i pazienti che non reagiscono agli antidepressivi di flusso. Gli studi hanno dimostrato che i pazienti che non reagiscono al trattamento avranno, in generale, componenti infiammatorie sollevate che circolano al calibro di quelli reattivi. Questo è clinicamente significativo; un clinico può utilizzare una misura come i livelli di CRP, che sono un pezzo di un fisico di routine, per prevedere la risposta restaurativa agli antidepressivi. In un esame, hanno trovato che ampliato gradi di una particella di infiammazione precedente il trattamento anticipato scarsa risposta agli antidepressivi.

Ci sono componenti ecologiche che causano l'infiammazione e in questo modo, sollevano il rischio di depressione: stress, basso stato finanziario, o una gioventù agitata. Inoltre, una risposta infiammatoria sollevata spinge l'affettività espansa al tratto. L'impatto è stato spiegato in numerose indagini sui topi. Per esempio, i topi che sono andati sotto incessante pressione volubile hanno livelli più elevati di marcatori di infiammazione. Sorprendentemente, ci sono contrasti singolari che rendono alcuni topi progressivamente impermeabili alla spinta, iniziando così una risposta sicura più tranquilla.

La depressione è un disturbo eterogeneo. La battaglia di ogni paziente è straordinaria, data la sua giovinezza, le qualità ereditarie e l'affettività del suo quadro resistente, altre malattie reali esistenti e il suo stato di flusso nell'opinione pubblica. Essere nella parte sfavorevole di queste misure disturba il nostro quadro sicuro e provoca un'infiammazione incessante. Il cervello è estremamente reattivo a questi marcatori infiammatori che scorrono e inizia una "condotta di infezione". Quando l'infiammazione è tirata fuori da fattori di stress o da diverse vulnerabilità, la condotta dell'afflizione si muove verso la depressione.

Motivi per l'ansia

L'ansia potrebbe essere causata da uno stato d'animo, una condizione fisica, gli effetti dei farmaci o una combinazione di questi. Il compito fondamentale dello specialista è quello di verificare se la tua ansia è una manifestazione di un altro disturbo.

Ricerca attuale sul disturbo d'ansia

Si stanno facendo molte ricerche su ciò che causa i disturbi d'ansia. Gli specialisti credono che includa un mix di componenti, tra cui qualità, dieta e stress.

Le indagini sui gemelli raccomandano che le qualità ereditarie possono assumere un ruolo. Per esempio, un'indagine annunciata in plos ONE Trusted Source raccomanda la qualità RBFOX1 potrebbe essere impegnata con il miglioramento delle condizioni legate all'ansia, per esempio, riassunto disturbo d'ansia. I creatori accettano che entrambe le variabili ereditarie e non genetiche hanno un'influenza. Alcune parti del cervello, per esempio l'amigdala e l'ippocampo, sono inoltre considerate. L'amigdala è una piccola struttura all'interno del cervello che gestisce il rischio. Avverte il resto della vostra mente quando ci sono indicazioni di rischio. Può innescare una risposta di paura e di ansia. Sembra avere un'influenza nei disturbi d'ansia che includono il terrore di cose esplicite, per esempio, i felini, le api o il soffocamento.

Il tuo ippocampo può anche influenzare il tuo pericolo di costruire un disturbo d'ansia. È una zona del tuo cervello che è associata a mettere via i ricordi di occasioni minacciose. Sembra, a tutti i conti, essere più piccolo negli individui che hanno incontrato l'abuso di bambini o hanno servito in battaglia.

Cosa causa i disturbi d'ansia?

L'ansia è una condizione di benessere psicologico che può causare sentimenti di stress, paura o pressione. Per alcuni individui, l'ansia può anche causare attacchi di ansia e straordinari effetti collaterali fisici, simili al tormento del petto.

Le ragioni precise dei disturbi d'ansia sono oscure. Come indicato dal National Institute of Mental Health, gli specialisti accettano che un mix di variabili ereditarie ed ecologiche possa assumere un ruolo. La scienza cerebrale è anche concentrata come una ragione concepibile. Le zone della mente che controllano la risposta di paura potrebbero essere incluse.

I disturbi d'ansia si verificano spesso vicino ad altre condizioni di benessere psicologico, per esempio l'abuso di sostanze e la depressione. Numerosi individui tentano di facilitare gli effetti collaterali dell'ansia utilizzando alcolici o altri farmaci. L'aiuto che queste sostanze danno è breve. Liquore, nicotina, caffeina e altri farmaci possono aggravare un disturbo d'ansia.

I disturbi d'ansia sono inimmaginabilmente normali. Influenzano circa 40 milioni di individui negli Stati Uniti, come indicato dalla Anxiety and Depression Association of America.

Ciò che causa l'ansia e i disturbi d'ansia può essere confuso. Quasi certamente, una miscela di componenti, tra cui qualità ereditarie e ragioni ecologiche, assumono un lavoro. In ogni caso, chiaramente alcune occasioni, sentimenti o incontri possono far iniziare o aggravare gli effetti collaterali dell'ansia. Questi componenti sono chiamati trigger.

I fattori scatenanti dell'ansia possono essere distinti per ogni individuo, tranne numerosi fattori scatenanti, sono normali tra gli individui con queste condizioni. Molte persone scoprono di avere numerosi fattori scatenanti. Sia come sia, per certi individui, gli attacchi d'ansia possono essere attivati per ragioni sconosciute da qualsiasi tratto dell'immaginazione.

Pertanto, è imperativo trovare i fattori scatenanti dell'ansia che si possono avere. Distinguere i propri fattori scatenanti è un progresso significativo nel sorvegliarli. Continuate a leggere per scoprire questi fattori scatenanti dell'ansia e cosa potete fare per affrontare l'ansia.

Quali sono i fattori scatenanti dell'ansia

Problemi di salute

Un'analisi del benessere fastidiosa o problematica, per esempio, una neoplasia o una malattia costante, può scatenare l'ansia o esacerbarla. Questo tipo di fattore scatenante è innovativo a causa dei sentimenti immediati e individuali che produce.

Si può contribuire a diminuire l'ansia causata da problemi medici essendo proattivi e contattando il proprio medico di base. Parlare con uno specialista può anche essere prezioso, perché può permettervi di capire come affrontare i vostri sentimenti intorno alla vostra analisi.

Farmaci

Alcuni rimedi e farmaci da banco (OTC) possono innescare indicazioni di ansia. Questo è dovuto al fatto che i fissaggi dinamici in questi farmaci possono farvi sentire a disagio o male. Queste emozioni possono innescare una progressione di occasioni nel vostro cervello e corpo che possono indurre ulteriori effetti collaterali di ansia.

Le prescrizioni che possono scatenare l'ansia includono:

-Pillole anticoncezionali

-Farmaci per la tosse

-Medicinali per la perdita del peso

Conversa con il tuo PCP su come questi farmaci ti fanno sentire e cerca un elettivo che non scateni la tua ansia o declini gli effetti collaterali.

Caffeina

Numerosi individui dipendono dalla loro tazza di caffè del mattino per svegliarsi; tuttavia, può davvero innescare o esacerbare l'ansia. Come da un'indagine del 2010Trusted Source, gli individui con disturbo da frenesia e disturbo d'ansia sociale sono particolarmente sensibili agli effetti ansiogeni della caffeina.

Lavorare per ridurre l'ammissione di caffeina sostituendo alternative non caffeinati in qualsiasi punto concepibile.

Saltare le cene

Quando non mangi, il tuo glucosio può diminuire. Questo può indurre mani ansiose e uno stomaco tonante. Può anche scatenare l'ansia.

Mangiare cene adeguate è importante per alcune ragioni. Vi fornisce vitalità e integratori significativi. Nel caso in cui non puoi mettere da parte qualche minuto per tre cene al giorno, i bocconcini solidi sono un metodo straordinario per anticipare il glucosio basso, i sentimenti di nervosismo o di fomentazione e l'ansia. Tieni presente che l'alimentazione può influenzare la tua disposizione.

Ragionamento negativo

La tua mente controlla gran parte del tuo corpo, e questo è positivamente valido con l'ansia. Quando sei irritato o sconcertato, le parole che dici a te stesso possono innescare sentimenti di ansia più prominenti.

Nel caso in cui, in generale, si utilizzino molte parole negative quando ci si considera, è utile capire come ricentrare il proprio linguaggio e i propri sentimenti quando si inizia a percorrere questa strada. Lavorare con un consulente può essere fantasticamente utile con questa procedura.

Preoccupazioni di bilancio

Lo stress di mettere da parte del denaro o di avere un obbligo può scatenare l'ansia. Anche le bollette improvvise o le paure del denaro sono fattori scatenanti.

Per capire come affrontare questi tipi di fattori scatenanti può essere necessario cercare il supporto di un esperto, per esempio di una guida monetaria. Sentire di avere un amico e una guida nel processo può facilitare la tua preoccupazione.

Riunioni o incontri

Se una stanza piena di estranei non ti sembra divertente, non sei l'unico. Le occasioni in cui ci si aspetta di fare chiacchiere casuali o di associarsi a persone che non si conoscono possono scatenare sentimenti di ansia, che potrebbero essere analizzati come un disturbo d'ansia sociale.

Per aiutare a facilitare il tuo stress o disagio, puoi portare continuamente con te un amico quando è possibile. Ma allo stesso tempo, è fondamentale lavorare con un esperto per scoprire metodi di gestione dello stress che rendano queste occasioni sempre più sensate a lungo termine. Lotta

Problemi di relazione, contese, differenze - queste contese sarebbero tutte in grado di scatenare o aggravare l'ansia. Nel caso in cui le contese ti innescano in modo particolare, potresti aver bisogno di imparare sistemi di compromesso. Inoltre, conversa con un consulente o un altro maestro di benessere emotivo per capire come affrontare i sentimenti che questi contenuti causano.

Stress

I fattori di stress quotidiani, come le condizioni di guida congestionate o la perdita del treno, possono causare ansia a chiunque. Tuttavia, la pressione costante o a lungo raggio può indurre l'ansia a lungo raggio e le manifestazioni che si aggravano, proprio come altri problemi medici.

Lo stress può anche indurre pratiche come saltare le cene, bere alcolici o non riposare abbastanza. Anche questi elementi possono innescare o intensificare l'ansia.

Trattare ed evitare la pressione regolarmente richiede l'acquisizione di metodi per affrontare lo stress. Uno specialista o un avvocato può permetterti di capire come percepire le tue fonti di stress e gestirle quando diventano prepotenti o pericolose.

Occasioni aperte o esposizioni

Parlare all'aperto, parlare davanti al tuo capo, esibirsi in una sfida, o anche semplicemente leggere in modo che chiunque possa sentire è un tipico fattore scatenante dell'ansia. Nel caso in cui la tua attività o i tuoi svaghi lo richiedano, il tuo medico di base o il tuo consulente possono lavorare con te per imparare approcci per essere sempre più d'accordo in questi ambienti.

Inoltre, i commenti edificanti dei compagni e degli associati possono permetterti di sentirti sempre più bene e sicuro.

Trigger individuali

Questi trigger possono essere difficili da distinguere, ma un'autorità del benessere psicologico è preparata per permetterti di riconoscerli. Possono iniziare con un odore, un punto o anche una melodia. I trigger individuali vi ricordano, intenzionalmente o inconsapevolmente, un ricordo terribile o un incidente terribile nella vostra vita. Le persone affette da disturbo da pressione post-abbandono (PTSD) sperimentano il più spesso possibile trigger ansiogeni da trigger ecologici.

Distinguere i singoli fattori scatenanti può richiedere un po' di energia seria, eppure è significativo per poter capire come conquistarli.

Capitolo 5

Segnale disfunzionale del nervo vago

Il nervo vago può disfunzionare quando è esposto a condizioni estremamente stressanti. A volte, si può non essere in grado di capire quando il nervo è disfunzionale. Normalmente, i sintomi associati alla disfunzione del nervo vago sono anche associati ad altre condizioni. Si può essere ingannati pensando di soffrire di un'infezione diversa, eppure è dovuto a un danno al nervo. Abbiamo osservato che il nervo vago supporta diverse attività e che tutte le attività sono vitali nella vostra routine quotidiana. Una leggera disfunzione del nervo può fermare la maggior parte di queste attività o può influenzare il vostro modo di funzionare.

Ci sono due cause principali di disfunzione del nervo vago: danni al nervo vago e infiammazione del nervo vago. A questo livello, tutto quello che dovete notare è che il danno può portare a molte complicazioni di salute. I sintomi del danno al nervo vago possono essere molto simili a quelli dello stress del nervo.

Lo stress del nervo vago può accadere in qualsiasi momento e in qualsiasi giorno. Mentre approfondiamo, guarderemo i fattori ambientali e sociali che possono stressare il nervo vago. Sapere che il nervo può essere stressato dovrebbe far scattare l'allarme su come vi occupate del vostro nervo vago. È necessario proteggere il nervo da qualsiasi danno. Tutti i casi che possono portare allo stress del tuo nervo vago devono essere evitati.

Prima di guardare i sintomi della disfunzione del nervo vago, dovremmo cercare di scoprire i possibili modi di provare la disfunzione. Come già detto, i sintomi di un nervo vago disfunzionale sono gli stessi di un nervo danneggiato. L'unico modo per essere sicuri che il nervo sia disfunzionale o danneggiato è quello di sottoporsi a test medici. Ci sono diversi test che possono essere utilizzati in una struttura sanitaria locale o anche a casa.

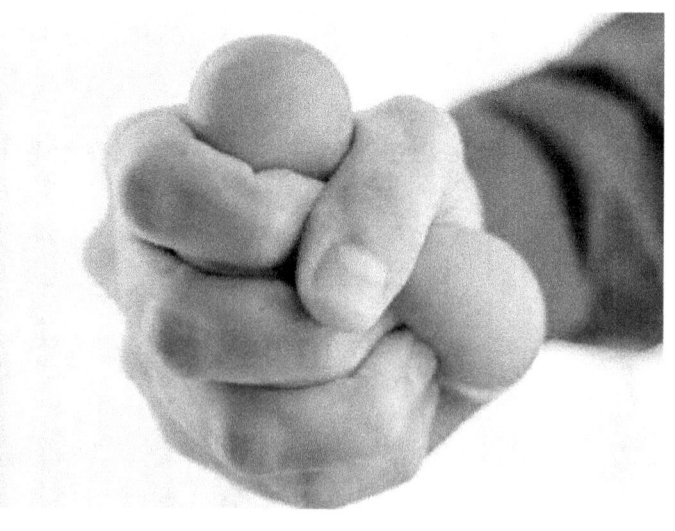

I medici usano il test del riflesso faringeo per determinare la risposta del nervo. In questo test, un medico inserirà un po' di tessuto molle, forse un cotton fioc nella tua gola, e cercherà di tamponare su entrambi i lati. Normalmente, se il nervo vago funziona correttamente, il paziente dovrebbe sentire una sensazione di solletico con conseguente stimolo di vomito. Tuttavia, se il nervo è stato danneggiato, la persona potrebbe non sentire nulla. Altri test avanzati possono essere utilizzati per determinare lo stato del nervo vago, come vedremo più avanti. Ci sono diversi test per diagnosticare un nervo danneggiato, e ci sono test individuali che si possono eseguire a casa. Tuttavia, questo particolare test è ideale per qualsiasi individuo che desideri ottenere qualche certezza sul funzionamento del proprio nervo vago. Prima di buttarsi nel trattamento della disfunzione del nervo, cercate di controllare la causa e assicuratevi di avere la certezza che sia danneggiato.

I primi sintomi di disfunzione del nervo vago

Ci sono sintomi chiaramente osservabili di disfunzione del nervo vago. Tuttavia, alcuni di questi sintomi possono essere molto diversi, tanto che la maggior parte delle persone non li associa mai al nervo vago. Nella maggior parte dei casi, i sintomi sono associati a condizioni comuni. Se ti rendi conto che stai sperimentando diversi dei seguenti sintomi, è saggio ottenere il parere di un medico sullo stato di salute del tuo nervo vago.

- Difficoltà a parlare o perdita della voce: Abbiamo detto che la laringea è l'estensione del nervo vago che si estende direttamente alla scatola della voce. Questo nervo è importante per coordinare e controllare le attività della laringe. Se il nervo è danneggiato, la contrazione e l'espansione dei muscoli diventa un compito complesso. Per questo motivo, ogni persona che soffre di danni o disfunzioni al nervo vago è probabile che soffra di problemi di voce.

- Una voce rauca o gutturale: Questo fa ancora parte delle funzioni integrali della laringe. Se scopri che la tua voce sta diventando rauca o affannosa, è probabile che il tuo nervo vago sia diventato disfunzionale. Detto questo, è importante notare che la maggior parte delle persone sperimenta una voce affannosa in molti casi. Un semplice raffreddore potrebbe portare a una voce affannosa. Questo è il motivo per cui è importante ottenere un parere dal medico prima di saltare in una conclusione su qualsiasi sintomo.

- Problemi a bere liquidi: Abbiamo osservato che il nervo vago gioca un ruolo importante fornendo un'azione motoria ad alcune parti del corpo. Le parti più integre del corpo in cui il nervo svolge tale ruolo includono la faringe. L'estensione laringea del vago agisce sui muscoli della faringe e dello stilofaringeo che influenzano la deglutizione del cibo. Abbiamo determinato che il nervo vago ha un effetto sui muscoli che determinano il gusto e influenza anche la produzione di alcuni enzimi. Se iniziate a rendervi conto che non riuscite a deglutire le bevande, è probabile che il vostro nervo sia disfunzionale.

- Perdita del riflesso del vomito: Quando si tocca un oggetto sul tetto posteriore della bocca, i muscoli posteriori della gola si chiudono automaticamente. Questo è ciò a cui ci riferiamo come il riflesso del vomito. Il riflesso del vomito è molto importante perché aiuta una persona a deglutire cibo e bevande. Il riflesso gioca anche un ruolo importante nel separare il tubo del cibo da quello dell'aria. In altre parole, se non aveste il riflesso del vomito, è probabile che il cibo possa trovare la strada per i polmoni. Il fatto che il nervo vago controlli il riflesso del vomito significa che qualsiasi disfunzione del nervo può portare a una mancanza di riflesso del vomito. Questa opzione fornisce anche uno dei modi più affidabili per testare la salute del nervo vago. Se provate a toccare il tetto della bocca vicino alla gola, dovete sperimentare una chiusura automatica dei muscoli della gola. Questo vi darà una garanzia che il vostro nervo vago è ancora funzionale.

- Dolore all'orecchio: Un ramo del nervo vago conosciuto come nervo auricolare si estende alle orecchie. Questo nervo gioca un ruolo importante nel controllo dell'udito di un individuo. Infatti, il nervo auricolare influenza direttamente i tuoi sensi sonori. Se il nervo è danneggiato, potresti non essere più in grado di percepire bene il suono. Il dolore all'orecchio è uno dei segni evidenti che il nervo vago è stato danneggiato. Questo perché il dolore può essere causato solo da una frattura del nervo.

- Frequenza cardiaca insolita: Il fatto che il nervo vago sia collegato al cuore significa che qualsiasi danno al nervo può influenzare direttamente la frequenza cardiaca. L'estensione cardiaca del nervo vago determina la contrazione dei muscoli del cuore. Questa estensione aiuta anche a mantenere un flusso costante di informazioni tra il cuore e il cervello. Se i nervi sensoriali del cuore non funzionano, c'è la possibilità che il cuore fallisca o che mostri ritmi anormali. La frequenza cardiaca normale è di circa 72 bit al secondo. Nel caso in cui il ritmo vada oltre i 72, il paziente dovrebbe essere coinvolto in esercizi cardiovascolari o il nervo vago potrebbe essere esposto a stress che porta all'aumento della produzione di adrenalina.

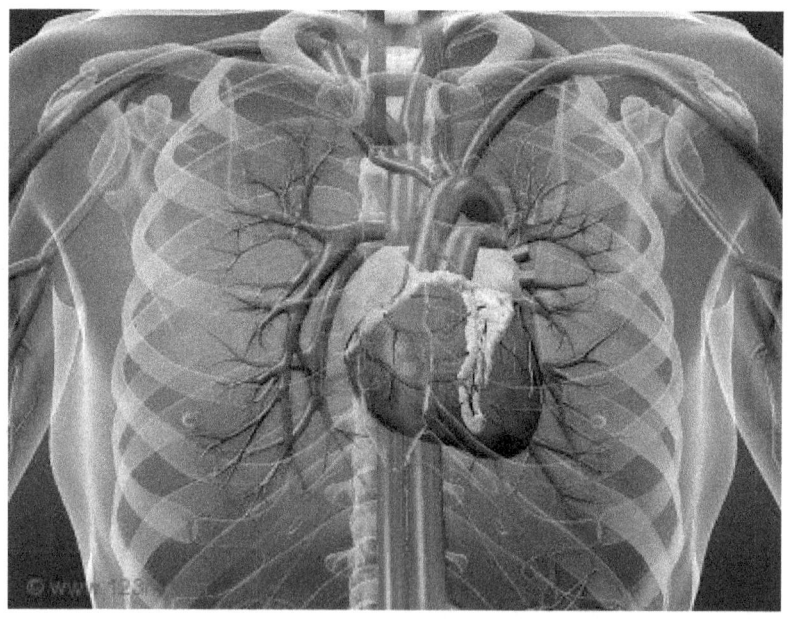

- Pressione sanguigna anormale: Abbiamo stabilito che il nervo vago influenza anche la costrizione dei vasi sanguigni. Se il nervo è stimolato o sotto stress, può portare alla costrizione dei vasi sanguigni. Dato che la pressione può anche portare ad un aumento della frequenza cardiaca, questo significa semplicemente che un'eccessiva stimolazione del nervo può causare un aumento della pressione sanguigna. Quando il cuore pompa a ritmi elevati, ma i vasi sanguigni sono stati costretti, la pressione sanguigna è destinata ad aumentare. Tali eventi possono portare ad attacchi cardiaci o alla perdita di coscienza. Se sperimentate costantemente un aumento della pressione sanguigna, dovete cercare di capire i fattori scatenanti. Se la pressione è causata dalla stimolazione del nervo vago o da un'insufficienza, è probabile che il nervo funzioni male. Tuttavia, dovresti anche ricordare che non tutti i problemi di pressione sanguigna sono associati al nervo vago. Alcuni problemi di pressione sanguigna sono associati ad altre malattie dello stile di vita.

- Diminuzione della produzione di acido dello stomaco: Abbiamo anche stabilito che il nervo vago lavora insieme alle ghiandole endocrine per assicurare che il cibo venga digerito. Prima che le ghiandole endocrine possano produrre gli enzimi necessari alla digestione del cibo, devono ricevere segnali dal sistema nervoso autonomo. La parte più centrale del sistema nervoso anatomico è il nervo vago. Se vi rendete conto che state sperimentando alcuni dei sintomi degli acidi gastrici bassi come gonfiore, eruttazioni, bruciori di stomaco, tra gli altri, dovreste iniziare a osservare per altri segni di disfunzione del vago. Questi sintomi possono apparire a brevi intervalli se il nervo vago è malato. Se il nervo è completamente danneggiato, potresti sperimentare queste condizioni continuamente.

- Nausea o vomito: Nausea e vomito sono anche alcuni dei sintomi che indicano alti livelli di acido dello stomaco. Se il nervo vago è colpito, è possibile soffrire di nausea e di tali sintomi. Questo perché i tessuti regolatori che controllano la produzione di acido gastrico non funzionano correttamente.

Gonfiore o dolore addominale: L'addome è la destinazione finale del nervo vago, con la fine finale che tocca il midollo spinale. Il fatto che il nervo sia esteso al basso addome significa che se è colpito, si possono verificare alcuni difetti nel corpo. Dato che il nervo gioca un ruolo importante nel controllo dei muscoli dello stomaco, può essere doloroso, portando a dolori addominali in alcune persone.

Sintomi avanzati di disfunzione

I sintomi di cui sopra sono generali e possono applicarsi a qualsiasi persona che ha un nervo vago disfunzionale. Tuttavia, ci sono casi in cui il nervo è gravemente ferito o è completamente danneggiato. In questi casi, i sintomi tendono ad avanzare. Nella maggior parte dei casi, quando il danno è, in larga misura, il focus è sulle malattie che possono derivare dal danno al nervo vago.

In quanto sopra, ci siamo concentrati solo sui sintomi generali che possono riguardare qualsiasi problema al nervo. Tuttavia, avanzando alle fasi successive, ci si rende conto che l'entità del danno al nervo può causare alcune malattie gravi. Ci sono due malattie principali che i medici hanno collegato al danno al nervo vago. Guarderemo queste malattie in dettaglio man mano che avanziamo. In questo, vogliamo solo guardare i sintomi e come possono essere un modo di mostrare che avete un nervo vago disfunzionale. Se non è possibile individuare o diagnosticare un nervo vago difettoso, si può finire per vivere nel dolore per molto tempo senza essere in grado di capire la causa. Si può anche essere mal diagnosticati dai medici se non si conoscono le giuste informazioni su questa condizione. Le due principali condizioni che possono colpire una persona a causa di un nervo vago danneggiato sono la gastroparesi e la sincope vasovagale.

Gastroparesi

Diverse ricerche hanno dimostrato che c'è un legame diretto tra la gastroparesi e il danno al nervo vago. Questa è una condizione che colpisce gravemente la contrazione involontaria del sistema digestivo. Come avevamo accennato, il nervo vago, insieme agli ANS facilita le funzioni parasimpatiche del corpo. Alcune delle funzioni parasimpatiche includono la contrazione involontaria dell'apparato digerente. In termini semplici, quando si soffre di un nervo vago danneggiato, non si può mai godere delle azioni parasimpatiche della defecazione. Lo stomaco non si svuota correttamente, e questo porta a un continuo accumulo di sporcizia. Alcuni dei sintomi comuni di questa condizione includono

- Nausea o vomito: Nei sintomi di cui sopra, abbiamo parlato di nausea e vomito. Tuttavia, questo caso è molto peggiore e grave. Nel caso della gastroparesi, il paziente non è in grado di far uscire la maggior parte del cibo mangiato. Questo porta alla nausea e al vomito dei cibi per molte ore dopo aver mangiato. In situazioni normali di vomito, una persona vomita solo pochi minuti dopo aver mangiato. Tuttavia, in questi casi avanzati di gastroparesi, è probabile che la vittima vomiti dopo molte ore di attesa.

- Perdita di appetito: La maggior parte delle persone che soffrono di gastroparesi, spesso mangiano poco cibo e mancano costantemente di appetito. Questa condizione fa sentire una persona piena anche quando ha fame. I pazienti che soffrono di questa condizione possono o mancare completamente di appetito o sentirsi pieni dopo aver mangiato solo una piccola quantità. Tuttavia, ci sono molte altre condizioni che possono ancora portare a una mancanza di appetito. Non essere veloce a saltare alle conclusioni solo perché una persona manca di appetito. Se pensi di soffrire di inappetenza, indaga su tutte le possibili cause. Potete anche farvi testare da un medico per la disfunzione del nervo vago.

- Reflusso acido: I reflussi acidi si verificano come nel caso precedente. Tuttavia, in questo caso, saranno molto più gravi e possono essere ricorrenti.

- Dolore addominale o gonfiore: L'altro sintomo diretto della gastroparesi è il gonfiore e il dolore addominale. Il nervo vago si estende al basso ventre, influenzando gli organi escretori e sessuali. Questo significa che qualsiasi danno al nervo può influenzare direttamente la tua salute sessuale o la tua salute digestiva. Tali condizioni portano spesso a dolori addominali.

- Perdita di peso inspiegabile: Ci sono diverse ragioni per cui una persona che soffre di gastroparesi può perdere peso. In primo luogo, tali individui non mangiano quanto dovrebbero. Questo significa che al corpo vengono negate alcune delle vitamine essenziali. Inoltre, il corpo non digerisce completamente il cibo consumato. Nella maggior parte dei casi, il cibo deve uscire attraverso il vomito. Tali problemi portano spesso a una perdita di peso nella maggior parte dei pazienti - questa è un'osservazione distintiva per la fase grave del danno al nervo vago. Nei primi sintomi, il paziente può sperimentare complicazioni digestive, ma non sono al punto di influenzare il peso personale. In sostanza, coloro che soffrono delle prime fasi del danno al nervo vago hanno ancora una scelta da fare sui tipi di cibo che vogliono mangiare. Possono ancora mangiare senza vomitare.

Tuttavia, nella fase in cui si sviluppa la gastroparesi, è quasi impossibile gestire gli effetti associati al mangiare. - Fluttuazioni dello zucchero nel sangue: se non si mangia correttamente, si finisce per influenzare lo zucchero nel sangue. Lo zucchero nel sangue del corpo umano è bilanciato dal cibo che viene trasformato in glucosio e assorbito dal sistema. Tuttavia, se lo stomaco non è in grado di digerire tutto il cibo che si mangia, è probabile che si verifichino gravi carenze di energia e di zucchero nel sangue.

Abbiamo menzionato che alcuni metodi di trattamento tradizionali prevedono la rimozione del nervo vago attraverso un processo noto come vagotomia. In questo processo, una parte del nervo è stata tagliata per aiutare i pazienti che soffrono di ulcere allo stomaco. Tuttavia, ci si è resi conto che questo processo aveva diversi effetti collaterali. Uno degli effetti collaterali più gravi associati alla vagotomia era lo sviluppo di gastroparesi. Ci si rese conto che i pazienti che si sottoponevano al processo soffrivano di sintomi avanzati solo associati a questa condizione.

Sincope vasovagale

È comune che il nervo vago reagisca eccessivamente allo stress o alla stimolazione. Nel caso di una reazione eccessiva, il nervo vago può sviluppare una condizione nota come sincope vasovagale. Questa condizione può portare a un improvviso calo della frequenza cardiaca e della pressione sanguigna. Se una persona subisce una situazione di stress estremo che colpisce direttamente il nervo vago, il calo di pressione può portare alla perdita di coscienza (svenimento). Questa è la condizione nota come sincope vasovagale. È importante ricordare che il nervo vago gioca un ruolo centrale nella stimolazione di diversi muscoli del cuore che influenzano direttamente la frequenza cardiaca.

Se il nervo è sovraccaricato, può portare a un rallentamento dei processi del corpo che portano a questa condizione.

Alcuni degli eventi di pressione estrema che possono portare alla vasovagale includono:

- Esposizione al calore estremo: l'esposizione al calore estremo all'improvviso o per lunghe ore può portare a una dilatazione eccessiva dei vasi sanguigni. La dilatazione, in combinazione con la pressione ridotta a causa dello stress, può portare a una bassa pressione sanguigna e a un ritmo cardiaco lento. Questo scenario può portare a una perdita di coscienza.

- Paura di danni fisici: la maggior parte delle persone reagisce in modo diverso alle situazioni emotive. L'emozione della paura ha l'effetto più forte sul nervo vago. Quando una persona ha paura, vengono prodotti livelli eccessivi di adrenalina per avviare lo stato di lotta o fuga del corpo. In questo stato, il nervo vago è sotto pressione estrema. Se qualcuno vi spaventasse al buio, potreste subire questo tipo di pressione eccessiva. Questo può portare ad un improvviso calo della pressione sanguigna e portare ad un'improvvisa perdita di coscienza. In alcune persone, la stessa azione può portare ad un aumento della frequenza cardiaca, della pressione sanguigna e del calore corporeo. È comune vedere le persone sudare sotto la paura intensa.

- La vista del sangue o il prelievo di sangue: Se si ha paura del sangue o se si temono gli aghi, si può anche subire una sincope vasovagale. Questo è comune quando una persona vede il sangue per la prima volta. Poiché l'immagine del sangue crea una situazione di paura intensa, è probabile che si solleciti il nervo vago. Questo può portare ad un improvviso calo della pressione sanguigna e della frequenza cardiaca e, di conseguenza, portare allo svenimento.

- Sforzo: Uno dei modi per rilevare che una persona soffre di vasovagale è osservando lo sforzo che fa. Se vi trovate a sforzarvi per avere movimenti intestinali, è probabile che stiate soffrendo di sincope vasovagale. La pressione sul nervo vago di solito colpisce il sistema digestivo e può portare a una ridotta azione intestinale.

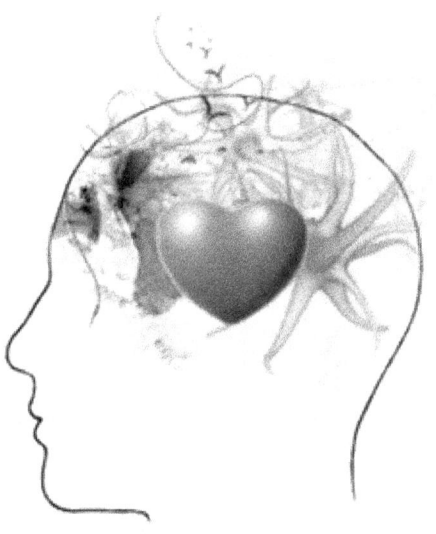

Capitolo 6

Trauma

Che cos'è il trauma? Il termine è definito in modo piuttosto vago e generalmente si parla di trauma sia emotivo che psicologico. Il trauma psicologico si concentra sulla salute della mente, mentre il trauma emotivo ruota più intorno ai sentimenti.

Il trauma è più di un semplice stress. Il nostro corpo torna a funzionare normalmente dopo un giorno o due quando viviamo un momento o un evento stressante. Nei casi in cui la persona è stata traumatizzata, il suo corpo non ritorna a quello stato normale. Gli scienziati hanno persino scoperto attraverso le scansioni cerebrali che il nostro cervello è cambiato quando stiamo vivendo qualcosa di traumatizzante. C'è una componente biologica nel trauma, che ci cambia fisicamente all'interno. Questo è stato chiaramente dimostrato attraverso le risonanze magnetiche dei cervelli prima e dopo un evento traumatico.

È importante distinguere tra uno stress medio e gestibile e un vero trauma. Possiamo capire la differenza da quanto velocemente torniamo alla normalità dopo l'evento.

L'evento traumatico influenza ancora la tua vita quotidiana? Sei turbato più velocemente o più spesso? Le tue reazioni sono appropriate alla situazione reale che ti colpisce in quel momento? Sei turbato per un periodo di tempo straordinario? Hai difficoltà a tornare ad uno stato di calma? Hai dei flashback dell'evento che sono sorprendentemente realistici? Ti senti oppresso o incatenato da questi pensieri?

Anche se non ce ne rendiamo conto, possiamo vivere un trauma. A volte è stato descritto come congelato in uno stato attivo di intensità emotiva. Non importa quale sia la causa, il trauma emotivo si verifica quando si sperimenta qualcosa che non ci si aspettava, per cui non si era preparati, e non si aveva modo di prevenirlo. Sei rimasto intrappolato in quell'evento e ti ha sopraffatto.

Il trauma psicologico coinvolge più un evento fisico reale, passando attraverso un disastro naturale forse, o un'aggressione o un incidente. Anche un infortunio sportivo, quando è inaspettato e devastante, può causare un trauma psicologico.

Qualsiasi cosa può causare un trauma psicologico o emotivo. Ci sono alcuni sintomi che puoi cercare se pensi di essere stato traumatizzato. Alcuni di questi sono

Disturbi dell'alimentazione o del sonno

- Dolore cronico inspiegabile

- Depressione o ansia

- Intorpidimento emotivo

- Ritiro dalle relazioni familiari

- Incapacità di concentrazione

- Sensazione di distrazione

Questo non è assolutamente un elenco esaustivo. Se credete di stare sperimentando i sintomi del trauma, chiedete aiuto. Forse i prossimi capitoli di questo libro ti aiuteranno a iniziare il tuo viaggio di ritorno a un luogo di salute. Teoria polivagale e trauma

La teoria polivagale ha avuto un profondo impatto su come trattiamo il trauma emotivo, così come molti disturbi psicosomatici in cui i sintomi fisici derivano da fattori emotivi o mentali. In passato, gran parte della teoria della terapia si occupava di eventi specifici, capendo cosa era successo nel passato del paziente e come affrontare quei problemi. Anche se non sono qui per discutere con quel modello di terapia, e questo libro non riguarda le pratiche terapeutiche in campo professionale, la teoria polivagale approccia la terapia del paziente in un modo leggermente diverso.

Usando la teoria polivagale, potreste pensare al vostro sistema nervoso come all'impiego di tre guerrieri molto diversi nella difesa del vostro corpo.

Il primo è il guerriero vichingo, il combattente. Egli taglia e brucia senza pensare, cercando la via più efficace attraverso qualsiasi barriera che si presenti. Questo guerriero è audace e sfacciato e pensa solo alla difesa.

Il secondo è Flash, il supereroe dei fumetti. Il suo più grande superpotere è correre alla velocità della luce e per molto tempo, finché il pericolo non è lontano. Pensa solo a una cosa: il percorso più veloce e più diretto per scappare. Lontano.

Il terzo è un ninja. La furtività è la chiave per questo guerriero. La sua difesa è più spesso quella di stare nell'ombra, di aspettare non visto, di immobilizzarsi fino a quando il pericolo è passato. Egli è interamente consumato dal rimanere nell'ombra.

Ognuno di questi guerrieri di solito combatte da solo. Anche se i primi due a volte si mescolano un po', lavorando insieme all'altro come se fossero sulla stessa lunghezza d'onda, il ninja lavora solo da solo.

Questi guerrieri sono destinati ad essere regole temporanee del nostro corpo, ma il trauma prende questi tre guerrieri e li mette a capo del corpo a tempo pieno. Invece di essere assunti per un lavoro temporaneo, disfano le valigie, si sistemano e si sentono a casa e in carica per un lungo periodo. Diventano i padroni invece che i servi.

In seguito, parleremo di come questi guerrieri realizzano la presa di potere - cosa dà loro il potere di rimanere al comando? E come possiamo riprenderci quel potere?

Quando la neurocezione va male

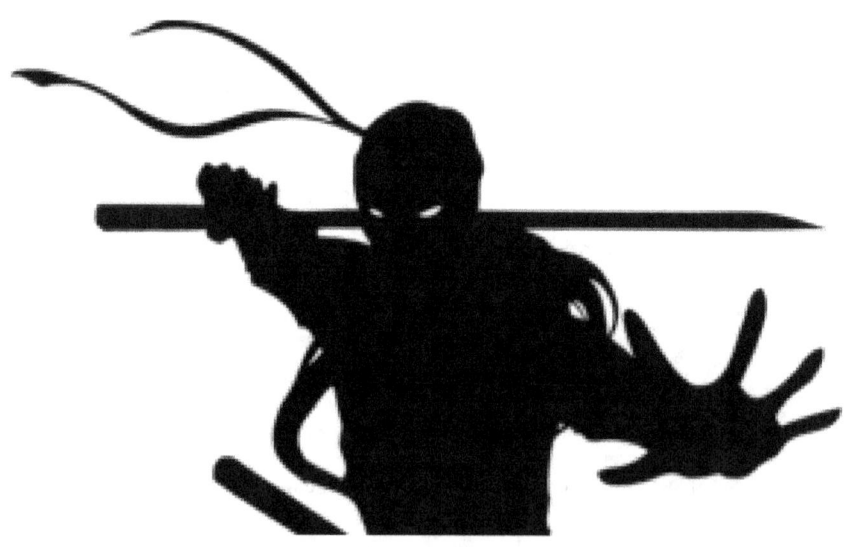

Cosa conta per gli esseri umani come uno stato di pericolo? Cosa vediamo come pericoloso? Questa sembra una domanda semplice con una risposta molto semplice, ma in realtà non lo è. Ci sono alcune cose che sono immediatamente e universalmente riconoscibili come un pericolo. Per esempio, vedremo un leone che si aggira nel nostro cortile come una situazione pericolosa e, a seconda del nostro livello di fiducia, lo combatteremmo o fuggiremmo. Vedremo un tornado che si avvicina come una situazione pericolosa e fuggiremmo istintivamente. C'è però un altro mondo di input sensoriali, chiamato neurocezione. La neurocezione è il rilevamento automatico di una minaccia percepita dai sistemi nervosi automatici del nostro corpo. Interpretiamo piccole cose intorno a noi e le incorporiamo nel nostro senso generale di sicurezza, sia che ci rendiamo conto che lo stiamo facendo o no. Se una persona è più bassa nella scala vagale, può interpretare facce neutre come arrabbiate, per esempio. Questo perché il nostro sistema nervoso è sempre attento alle minacce, e se è già in uno stato di ipervigilanza, allora interpreterà le cose intorno a noi come pericolose più spesso che no.

Quando qualcuno ha dei difetti nella sua neurocezione, si sentirà isolato. In parte perché non sa a chi avvicinarsi in modo sicuro come amico a causa della lettura errata di altre persone, e in parte perché non viene avvicinato così spesso da altre persone a causa dell'invio di segnali che sono in conflitto o non sembrano del tutto socialmente accettabili. La frase "inviare segnali sbagliati" è davvero molto letterale qui.

Dire a qualcuno solo di "comportarsi amichevolmente", anche se tecnicamente accurato, non è abbastanza per tutti. La persona non può mostrare agli altri di essere una persona amichevole se non capisce i gesti facciali e i segnali sociali che indicano l'apertura e la volontà di essere avvicinata come una persona sicura. Per qualcuno con un sistema di neurocezione danneggiato o disallineato, questo deve essere insegnato.

Questo può essere fatto attraverso la terapia individuale, la ricerca personale e lo studio, o mescolandosi regolarmente con un gruppo amato e fidato di persone che capiscono che questa persona ha bisogno di aiuto.

Un uomo di nome Ravi Dykema ha messo insieme una meravigliosa lista di cose utili da tenere a mente che si inseriscono bene nella teoria polivagale riguardante la neurocezione.

Stabilire un contatto visivo quando ci si sente sicuri.

Esprimersi con il viso.

Modulare la voce (usare l'espressione).

Regolare le circostanze per sentirsi più sicuri - per esempio, spostarsi in un posto più tranquillo.

Adatta la tua attenzione a cose che ti fanno sentire sicuro, come concentrarti su qualcosa di familiare o confortante.

Suona uno strumento musicale.

Cerca di entrare in rapporti sociali invece di allontanarti, come un modo per ridurre la leggera ansia.

Non farlo:

Non cercare di estendersi fisicamente mentre si ha una conversazione profonda. È molto probabile che tu legga tutti gli indizi dell'altra persona nel modo sbagliato.

Non permettere a te stesso di isolarti. Non cercare l'isolamento per sentirti più sicuro. Resta in contatto con altre persone.

Non costringetevi a interagire quando non vi sentite abbastanza sicuri. Porta te stesso ad uno stato di sicurezza e poi cerca quell'interazione con altre persone.

Non ignorare ciò che ti dice l'istinto. Presta attenzione, impara da ciò che il tuo corpo ti sta dicendo.

Non ricorrere alla lotta o alla fuga quando si tratta di persone care. Raggiungi un luogo sicuro, ma non danneggiare il rapporto con i tuoi cari per farlo.

Non permettete a voi stessi di assumere un effetto piatto quando volete che le persone intorno a voi si sentano al sicuro con voi.

Non lasciate che i social media o le piattaforme internet diventino un sostituto dell'interazione con le persone faccia a faccia, o anche al telefono.

Non dare per scontato che l'esempio peggiore del comportamento di qualcun altro sia il suo "vero" io. Anche i momenti in cui mostrano pace, calma e un comportamento premuroso sono altrettanto "veri" per loro.

Questa lista può essere usata per reimparare i comportamenti sociali, per riconnettersi con gli altri intorno a voi.

Come componente principale del sistema parasimpatico, il nervo vago è parte integrante della risposta autonoma del corpo alla paura, e quindi la sua salute è fondamentale per essere in grado di auto calmarsi dopo un evento traumatico o sorprendente. Una volta che il pericolo è passato, il nervo vago deve essere in grado di dirlo al corpo, in modo che possa calmarsi e rientrare in uno stato di riposo.

Stimolando il nervo vago (o risvegliandolo una volta che il nostro sistema nervoso simpatico lo ha spento) inondiamo il corpo di enzimi calmanti, inviando il segnale al corpo che il pericolo è passato, e il rilassamento può avvenire di nuovo. È stato dimostrato che questo allevia lo stress e calma l'ansia. I traumi emotivi possono danneggiare, o riqualificare, i recettori che dicono al nostro corpo che il pericolo è passato. Questi traumi possono ingannare i recettori nel sentire come se il pericolo fosse ancora lì, o che qualcosa di benigno sia un segnale di qualcosa di pericoloso.

Quando si parla del tentativo di guarire, o riqualificare, il nervo vago, è importante ricordare che la sensazione di sicurezza è più importante della sicurezza reale quando si tratta di segnali inviati al nervo vago.

Per esempio, un giovane ragazzo sta camminando per la strada fuori da casa sua pensando ai fatti suoi. Improvvisamente due grossi cani appaiono da un vicolo vicino e cominciano ad inseguirlo. Lo catturano e gli causano gravi ferite. Viene salvato solo dalle azioni eroiche di un passante che interviene e combatte i cani. Seguiamo lo stesso ragazzo diversi mesi dopo, e lui è guarito dalle sue ferite fisiche. Di nuovo, sta camminando per la strada fuori da casa sua pensando ai suoi affari quando improvvisamente un cane si avvicina da un vicolo. Questo cane ha le orecchie alzate, la coda in posizione neutra, e si siede quando vede il ragazzo avvicinarsi. Il ragazzo non pensa, reagisce e basta, correndo più veloce che può nella direzione opposta. L'evento traumatico precedente con l'altra coppia di cani può facilmente far scappare il ragazzo anche da questa seconda situazione. Il suo corpo ha imparato a interpretare qualsiasi cane che vede come lo stesso evento pericoloso per la vita che ha vissuto la prima volta. È una reazione involontaria e simpatica governata dal suo sistema nervoso simpatico. In altre parole, non può letteralmente aiutare se stesso.

L'unica strada rimasta è quella di riaddestrare i nervi a interpretare il suo mondo basandosi sullo stato ventrale del nervo vago piuttosto che sullo stato dorsale.

Queste istanze finora si sono basate su cose che ci accadono, eventi che forse non sono colpa di nessun altro, e certamente non sono opera nostra.

Ora parleremo di qualcosa che non è nemmeno colpa della vittima, ma ha un prezzo più caro, più traumatico, perché arriva per mano di qualcuno che dovrebbe essere più premuroso, che dovrebbe essere amorevole.

Abuso emotivo e trauma

A volte la neurocezione difettosa o un trauma emotivo che cambia le nostre percezioni deriva da un evento che ci è successo, ma altre volte, purtroppo, il trauma emotivo viene direttamente da qualcuno che pretende di amarci. Quando qualcuno che dovrebbe prendersi cura di noi si impegna in un comportamento emotivamente abusivo, possiamo interiorizzarlo, diventando così abituati al loro comportamento che erroneamente pensiamo che sia normale e cominciamo a giudicare tutti gli altri comportamenti da quella misura abusiva.

Questo non è colpa vostra. Questo è il metodo naturale del corpo per trovare un modo per sopravvivere. Tuttavia, è possibile uscire dal ciclo del comportamento emotivamente abusivo riconoscendo prima la verità e poi, in secondo luogo, ottenendo aiuto per uscirne. Queste sembrano così facili da realizzare, eppure in realtà non lo sono. La persona che riesce a superare ciò che il proprio corpo le sta dicendo sta dimostrando coraggio e resilienza. Ma prima dovete arrivare ad un punto in cui riconoscete che il vostro corpo sta solo facendo quello che può per sopravvivere, e una volta che questo riconoscimento avviene, potete prendere in mano la situazione e insegnare al vostro corpo come si presenta uno stato emotivo sano.

I segni di abuso emotivo possono essere sottili, e l'abusante spesso è un maestro nella manipolazione, usando i tuoi stessi bisogni contro di te per creare un senso di dipendenza da lui.

Però è possibile individuarli, quindi eccone alcuni.

Comportamento umiliante, negatività e critiche all'estremo. Non si tratta solo di fare un errore o di formulare qualcosa in modo imbarazzante, ma di dire cose progettate per umiliarvi o per dipingervi in una luce negativa. Metterti pubblicamente in imbarazzo, scherzare su cose che ti fanno sembrare stupido o che sono a tue spese, commenti sarcastici e poi dirti che sei troppo sensibile o che "non sai stare allo scherzo" quando ti opponi. Sminuirti o sminuire le cose che ti interessano, essere sprezzante di te o dei tuoi gusti o antipatie.

Controllo, comportamenti vergognosi. Questo è spesso realizzato attraverso minacce e monitorando i tuoi spostamenti, sia digitalmente che fisicamente. Venire al tuo lavoro per controllarti. Ho sentito di persone che pensavano che questo fosse un comportamento premuroso, quando in realtà è un segno di un comportamento di controllo quando è fatto in modo ossessivo e per controllare se sei davvero dove hai detto di essere. Questo non è un segno di cura, questo è un segno di abuso. Lezioni e sfoghi, trattandoti come un bambino e dandoti ordini diretti piuttosto che trattandoti da pari a pari. Mentre si comportano come se tu non sapessi fare nulla da solo, possono anche comportarsi come se ci fossero certe cose che non hanno idea di come fare, quindi hanno disperatamente bisogno che tu le faccia per loro.

Accuse, incolpare gli altri o negare del tutto le cose che sai essere vere. Gelosia, incolpandoti per i loro scoppi d'ira, le cadute di giudizio, o qualsiasi problema esterno che possono avere. Distruggere le cose e poi negare che sia successo, nonostante le prove del contrario. Negare il loro abuso e possibilmente sostenere che invece sei tu l'abusatore. Banalizzando le tue preoccupazioni e sostenendo che non hai senso dell'umorismo perché ti sei arrabbiato per cose che hanno detto in passato.

Man mano che l'abuso continua, porterà alla negligenza emotiva e all'isolamento. Chiederanno rispetto ma non lo ricambieranno. Possono chiudere la comunicazione, impedirti di socializzare con gli altri o disumanizzarti quando sei tu a parlare. Possono mettersi tra voi e i membri della famiglia, magari offrendo quelli che sembrano motivi legittimi per tenervi lontani dalla vostra famiglia. Allo stesso tempo, possono rifiutarti l'affetto, escluderti, o mostrare altri segni di indifferenza nei tuoi confronti, come interrompere o non essere d'accordo con te quando dici che ti senti in un certo modo.

Alla fine di tutto questo c'è uno stato di codipendenza. Quando sei in questo stato, puoi sentirti come se meritassi questo trattamento, il che non è vero, ma è difficile da accettare. Puoi sentirti in colpa per difenderti, e persino trovarti a difenderli con altre persone quando mettono in discussione questo comportamento. Potresti anche rimanere perché loro sostengono di non poter vivere senza di te.

Potreste chiedervi perché stiamo parlando così estesamente di questo tipo di abuso per quanto riguarda l'aiutarvi ad accedere alla teoria polivagale del nervo vago. La ragione è che l'abuso emotivo cambia la storia che vi raccontate e dipinge il vostro mondo neurologico in un modo in cui non siete stati progettati per vederlo. Di nuovo, questo non è colpa vostra. È una funzione biologica e fino a questo punto vi ha aiutato a sopravvivere. Tuttavia, ora sei al punto in cui puoi vedere la verità, e puoi farti aiutare. Potresti aver bisogno di un aiuto esteso per vedere di nuovo il mondo in uno stato sano, ed è qui che entra in gioco il nervo vago. Iniziate quel percorso verso uno stato vagale sano anche mentre state cercando aiuto per uscire da una situazione di abuso. Questo vi aiuterà a cominciare a vedere il mondo come dovrebbe essere, e vi aiuterà a guadagnare chiarezza riguardo al percorso che dovreste seguire.

Capitolo 7

Potenziali disfunzioni

Problema digestivo

Il nervo vago è coinvolto dall'inizio alla fine del processo di digestione. Trasmette segnali dai batteri dell'intestino e dalle cellule del corpo al cervello, inviando informazioni su fame e desiderio.

I batteri dell'intestino riempiono il segnale delle voglie che viene trasmesso dal nervo vago con informazioni sui requisiti dei nutrienti.

Il corpo ha bisogno di carboidrati e grassi per generare energia, ha bisogno di proteine per la produzione di aminoacidi e proteine interne. Il corpo richiede anche altri nutrienti come vitamine e minerali in quantità minori.

Anche noi ingeriamo la maggior parte di questi nutrienti, mentre alcuni micronutrienti possono essere ingeriti come integratori.

Il cibo entra attraverso la bocca e compie un lungo viaggio attraverso l'intera distanza del tratto digestivo. Il cibo viene digerito lungo il percorso mentre i prodotti di scarto escono all'altra estremità. Ci vogliono circa 16-20 ore perché il cibo venga digerito correttamente. Il tempo può variare a seconda della taglia, dell'età e del sesso dell'individuo. Si ritiene che il tempo da 16 a 20 ore sia il migliore.

Qualsiasi momento sotto le 10 ore è teorizzato come troppo breve, mentre qualsiasi momento più di 24 ore è teorizzato come troppo lungo.

Una disfunzione del nervo vago può ostacolare la digestione e portare a problemi digestivi come costipazione e diarrea. Questi due sono problemi di digestione lievi ma comuni.

Il più grande problema di una digestione troppo veloce è che il corpo non ha abbastanza tempo per estrarre i nutrienti nel cibo. Questo significa che si sta sprecando il cibo.

D'altra parte, se la digestione è troppo lenta, le tossine possono iniziare ad accumularsi e i batteri possono cercare di approfittarne. Questo causa anche la perdita dell'intestino.

La digestione del cibo è un processo intricato. Dopo che le cellule del corpo e i batteri intestinali hanno trasmesso un segnale attraverso il nervo vago al cervello. Il cervello registra il segnale come fame e noi cerchiamo di trovare qualcosa da mangiare. Come il cibo si siede davanti a noi o anche attraverso il suo aroma prima che raggiunga il nostro tavolo, il cibo si mette in moto per stimare le ghiandole salivari. Significa che il corpo sta anticipando il pasto. Sta aspettando e preparandosi per esso. Quando ingerite il cibo in bocca, prima di deglutire, usate i denti. Mastica il cibo per aiutare la digestione. La bocca è il macinino dell'apparato digerente, ecco perché il nostro corpo si è evoluto per avere i denti. La masticazione rompe il cibo che rende più facile il movimento e la digestione.

Masticare il cibo lo espone anche alle papille gustative. Le papille gustative identificano e registrano le diverse sostanze nutritive presenti nel cibo. Scoprono se il cibo contiene carboidrati, proteine e grassi. Le papille gustative usano il nervo vago per trasmettere queste informazioni al cervello.

Tutti gli altri organi lungo il tratto digestivo sono segnalati dal nervo vago. Questo li prepara in previsione del cibo. Il pancreas, per esempio, genera la quantità necessaria di bile e di sali biliari.

Un altro impatto della masticazione è un aumento della sensazione e un miglior godimento del pasto. Il cibo ha un sapore migliore. Le papille gustative sono in grado di inviare un'informazione più dettagliata al cervello. Le persone che masticano il loro cibo tendono anche a mangiare meno cibo rispetto alle persone che ingoiano il cibo. Chi mastica è più facilmente sazio. Aiuta anche a digerire meglio il cibo.

Affrettare il cibo e non masticarlo sono più o meno la stessa cosa. Le persone che lo fanno tendono a mangiare più calorie, a fare scelte alimentari più povere e hanno anche un basso riflesso di sazietà.

Il nervo vago segnala anche alla laringe e alla faringe di aprire il passaggio e far passare il modello di cibo. Innesca anche le pareti dell'esofago per spingere il cibo verso il basso.

Il cibo poi procede verso lo stomaco dove l'acido dello stomaco lo scompone in fibra indigesta e macronutrienti. Lo stomaco continua a sfornare il cibo prima di spingerlo nell'intestino tenue. Il cibo sono unito nell'intestino tenue dalla bile e da altri enzimi del fegato e della cistifellea. Questi enzimi scompongono il cibo in composti più semplici. Alcuni dei nutrienti primari come i lipidi, gli aminoacidi e il glucosio saranno poi assorbiti nel flusso sanguigno.

I macronutrienti vengono poi trasferiti nel fegato dove vengono filtrati e immagazzinati per essere forniti agli organi e ad altre parti del corpo.

La fibra indigesta non può essere scomposta dagli enzimi. Viene invece spostata attraverso l'intestino tenue, al colon prossimale dell'intestino crasso.

La popolazione batterica dell'intestino crasso scompone quindi la fibra per produrre minerali, vitamine e precursori di neurotrasmettitori e ormoni. L'elemento più attivo nella digestione è il nervo vago. È sempre al lavoro, segnalando organo dopo organo. Per una funzionalità ottimale il nervo vago non deve avere a che fare con lo stress durante la digestione.

La digestione è un processo lineare. Ogni organo viene segnalato dal nervo vago, aspetta il suo turno e compie il suo dovere prima che il cibo venga spostato all'organo successivo. Essere attivi mentre si mangia, mangiare in movimento o fare multitasking mentre si mangia aggiunge un po' di stress al processo digestivo.

Abbiamo bisogno di mangiare in un ambiente favorevole e di concentrarci sul cibo. Il nervo vago non sarà in grado di inviare i segnali corretti al cervello se la nostra attenzione non è sul cibo. La strada aggiunta incasina la funzionalità del nervo vago.

Infiammazione cronica

Quando il nervo vago non funziona correttamente, uno dei primi indizi è l'incapacità del corpo di gestire correttamente l'infiammazione. Significa che il nervo vago non sta facendo efficacemente il suo lavoro, che è quello di agire come una rete di messaggi tra il sistema immunitario e il cervello. Ci sono molti fattori che possono causare l'infiammazione. Ecco perché gli esperti guardano raramente il nervo vago. L'infiammazione può essere corretta solo quando scopriamo cosa ne è responsabile.

L'infiammazione può essere lieve e sappiamo che l'infiammazione è il modo in cui il corpo si difende. L'infiammazione diventa veramente un problema di salute quando diventa cronica.

L'infiammazione cronica può manifestarsi fisicamente in molti modi, dal cancro, alle malattie autoimmuni, alla crescita del tumore, all'artrite ecc.

L'infiammazione diventa cronica a causa dell'incapacità del nervo vago di trasmettere i segnali necessari per fermare l'infiammazione. Si può cercare di stimolare il nervo vago e migliorare il tono vagale. Questo migliora la capacità del nervo vago di trasmettere segnali tra i globuli bianchi e il cervello. Una segnalazione efficace dal nervo vago invertirà l'infiammazione senza bisogno di alcun farmaco. Poi il corpo può cercare di riparare le cellule danneggiate.

Alcune delle infiammazioni più comuni sono causate da traumi fisici ed emotivi, quindi vorrei discutere la relazione tra questi tipi di infiammazione e il nervo vago. Discuterò anche i due principali problemi di infiammazione causati dalle disfunzioni del nervo vago.

L'infiammazione non accade e basta, è indotta da varie cause. Dopo tutto, è il modo in cui il tuo corpo reagisce alle cose che trova dannose. Lo stress mette il tuo corpo in allerta e ti permette di andare in una risposta di lotta o fuga ogni volta che sei in pericolo. Tuttavia, quando il tuo corpo rilascia adrenalina, mette sotto stress i tuoi organi. Per esempio, la tua frequenza cardiaca aumenta e inizi a sudare o addirittura a tremare.

Quando lo stress è temporaneo, gli ormoni dello stress tornano sicuramente utili per alleviare la situazione. Ma se sei costantemente stressato, la fatica emotiva e fisica del tuo corpo diventa eccessiva poiché il tuo corpo si sforza di mitigare tutti i sintomi dello stress.

Infiammazione causata da traumi fisici ed emotivi I traumi fisici causano i tipi più ovvi di infiammazione. Quando si sloga una caviglia o si urta una parte del corpo, questa diventa presto rossa, gonfia e dolente. Questo è dovuto all'azione dei globuli bianchi. Le cellule aumentano il flusso di sangue e la secrezione di sostanze chimiche sul posto per riparare il danno e combattere qualsiasi patogeno invasore. Questi sintomi dovrebbero esistere solo per un breve periodo di tempo in attesa che il corpo guarisca da solo. Quando rimangono, iniziano a danneggiare il corpo. Significa che la via colinergica antinfiammatoria (che agisce come una rete di segnali tra gli anticorpi) e il nervo vago hanno fallito nel loro compito di trasmettere informazioni.

Ci sono varie ragioni per cui l'infiammazione permane per un periodo di tempo più lungo del normale. Tutte queste ragioni impediscono al corpo di guarire correttamente.

Una palla curva responsabile dell'infiammazione è il trauma emotivo. Questo stress applicato alla mente può creare un atteggiamento negativo che influenza la percezione dell'ambiente e delle altre persone. Il trauma emotivo può variare nella gravità e nell'impatto sull'individuo. L'impatto del trauma emotivo può anche essere influenzato dal numero di eventi emotivamente traumatici e dalla loro vicinanza. È più facile per noi recuperare da cose che sono successe a pochi anni di distanza che da qualcosa che è successo a pochi giorni di distanza.

Gli eventi emotivamente traumatici innescano le forze simpatiche che ci mettono in modalità lotta o fuga. Questo aumenta la probabilità di infiammazione e riduce la capacità del nervo vago di fermare l'infiammazione.

Il trauma emotivo raramente agisce da solo. Si combina con il trauma fisico (la causa rapida e pronta dell'infiammazione) per formare una combinazione mortale. Qualsiasi infiammazione da trauma fisico viene ampliata dalle azioni del trauma emotivo.

Alla fine, l'infiammazione diventa cronica e problemi di salute più complicati cominciano a farsi sentire. Proprio come funziona lo stress cronico, un piccolo trauma fisico può portare a problemi di salute più complicati, perché numerosi altri traumi emotivi e fisici hanno complicato i nervi parasimpatici del nervo vago.

Infiammazione cronica dell'intestino

I globuli bianchi possono diventare desensibilizzati all'infiammazione, se l'infiammazione si verifica costantemente per un lungo periodo di tempo. Questi globuli bianchi sono i piccoli soldati del corpo. Lo proteggono. Un'infiammazione costante avrà un impatto negativo su di loro.

L'infiammazione nell'intestino è una situazione difficile perché non possiamo identificare facilmente i sintomi. Non si manifesta esternamente finché la situazione non diventa davvero grave. Puoi trovare un test online o visitare il tuo fornitore di servizi sanitari. Uno squilibrio nella popolazione del microbioma del tratto digestivo è il fattore più comune responsabile dell'infiammazione nell'intestino. Ci sono altre cause come il consumo di alimenti infiammatori, ma quella sopra citata è la più dilagante.

Frequenza cardiaca disfunzionale

Ci è stato detto che la frequenza cardiaca umana media a riposo è tra i 60 e i 100 battiti al minuto. Più si è calmi e raccolti, più bassa sarà la frequenza cardiaca, e più si è stressati, più veloce batterà il cuore.

Queste condizioni includono il morbo di Parkinson, la sarcoidosi, il morbo di Crohn, la colite ulcerosa, la sindrome di Sjogren, l'amiloidosi e anche la polineuropatia demielinizzante infiammatoria cronica.

Quando qualcuno affronta un problema come la sincope vasovagale e ha svenimenti relativamente comuni, è spesso un segno di un problema immunitario o metabolico che potrebbe non essere ancora diagnosticato. I test di laboratorio funzionali e la neurologia funzionale forniscono intuizioni sulle potenziali cause di fondo di questo problema, che è spesso un sintomo di nervi non correttamente funzionanti nel sistema nervoso autonomo e di iperattivazione del vago. Le variazioni della frequenza cardiaca, della pressione sanguigna e della portata cardiaca che non possono essere completamente regolate sono segni che il vago e il sistema nervoso autonomo non funzionano in modo ottimale.

Respirazione disfunzionale, la prima e più comune causa di segnalazione disfunzionale nel nervo vago è la respirazione disfunzionale. Subito dopo essere usciti dal grembo di nostra madre, abbiamo il compito di prendere il nostro primo respiro d'aria. Mentre siamo nel grembo materno, i nostri cuori stanno già respirando e i nostri tratti digestivi stanno già lavorando grazie al supporto delle nostre madri. Respirare è il primo compito che ci viene dato quando nasciamo, ed è l'unica cosa che i nostri piccoli corpi nuovi di zecca devono fare per sopravvivere fuori dall'ambiente caldo e confortevole in cui siamo cresciuti e sviluppati per circa 40 settimane. Il medico o l'ostetrica possono aiutarci con questo inizialmente liberando le nostre vie respiratorie, permettendo il libero flusso dell'aria nei polmoni e la contrazione e il rilassamento del nostro muscolo diaframma. Essi sostengono questo compito liberando il fluido che può ostruire le vie aeree. Questo fluido di solito entra nelle vie respiratorie e nei polmoni quando facciamo dei respiri pratici molto tardi nel nostro sviluppo fetale. Il diaframma deve imparare a contrarsi e rilassarsi, poiché è il fattore di controllo necessario per l'atto della respirazione. Il nervo vago non ha alcun effetto sul diaframma. È controllato dal nervo frenico, che ha origine nel collo (dai livelli 3-5 della colonna cervicale) e scorre adiacente al vago nel torace e oltre i polmoni e il cuore prima di raggiungere il muscolo più importante per il compito della respirazione. Una volta che le nostre vie aeree sono liberate, inizia il compito di fare il primo respiro. Il nostro diaframma si contrae e crea un effetto di vuoto nel torace, costringendo i nostri polmoni ad espandersi e a prendere l'aria esterna che contiene ossigeno, tra gli altri gas.

Vie aeree disfunzionali

Ricorda l'ultima volta che ha avuto il naso chiuso? Ti ricordi di aver provato a respirare dal naso e di esserti sentito malissimo? Allo stesso tempo, la tua energia era bassa e probabilmente avevi un po' di mal di gola o non ti sentivi bene in generale. Se le tue vie respiratorie non sono libere, allora può essere molto difficile respirare profondamente e completamente. Questo può essere un problema costante per chi ha a che fare con un setto deviato, un'infiammazione cronica delle adenoidi e un gocciolamento post-nasale. Tutti questi problemi possono portare le vie respiratorie a non funzionare in modo ottimale. Le vie aeree disfunzionali sono associate al problema della respirazione disfunzionale. Quando parlo di vie aeree, parlo specificamente del passaggio nasale, della faringe, della laringe e della trachea - insieme, queste sono conosciute come le vie respiratorie superiori. Il primo è la postura disfunzionale. Viviamo nell'era degli smartphone e dei computer portatili. Ci sediamo alle nostre scrivanie e fissiamo gli schermi dei nostri computer per ore e ore, poi facciamo delle pause dal computer per guardare i nostri smartphone. Siamo tutti colpevoli di questo, me compreso. Passiamo ore in una cattiva postura meccanica, che porta a dolori alla schiena e al collo, poi teniamo il cellulare sotto il mento. Per la maggior parte, siamo tutti consapevoli che i problemi posturali contribuiscono al dolore al collo, alla schiena e alle spalle e alla disfunzione meccanica della colonna vertebrale, ma è facile dimenticare i problemi che causa alle vie respiratorie e alla capacità di respirare correttamente. Ecco un altro test da fare subito.

Voglio che tu ti sieda in una posizione scomposta. L'avete fatto? Ok, bene. Ora voglio che provi a fare un respiro profondo espandendo la pancia con il diaframma. È stato facile o difficile? La maggior parte delle persone trova più difficile e forse anche doloroso fare un respiro profondo in una posizione scomposta.

La ragione di questo è che la parte centrale della spina dorsale (la spina toracica) è seduta in una posizione flessa in avanti quando ci accovacciamo. Per espandersi e contrarsi in modo ottimale, il diaframma richiede una posizione meno flessa della colonna toracica e una posizione estesa della colonna lombare.

Sonno disfunzionale

Quanto bene dormi? Ti svegli la mattina sentendoti riposato e pieno di energia? Quando dormiamo, passiamo attraverso cinque fasi cicliche di attività cerebrale. Gli stadi uno e due sono il sonno più leggero, spesso associato ai primi 7-15 minuti di addormentamento. Le fasi tre e quattro sono le fasi di sonno profondo e ristoratore che sono associate alla riparazione dei muscoli e dei tessuti, alla crescita e allo sviluppo, alla funzione immunitaria potenziata e alla produzione di energia per il giorno successivo - in sostanza, tutti i compiti mediati dal nervo vago per aiutare il nostro corpo a funzionare al meglio il giorno dopo. È stato dimostrato che l'attività del nervo vago (misurata attraverso la variabilità della frequenza cardiaca) è significativamente più alta durante le fasi tre e quattro del sonno. Il quinto stadio è il sonno REM (rapid-eye movement). Durante questa fase, la variabilità della frequenza cardiaca diminuisce. È stato dimostrato che l'attività parasimpatica diminuisce significativamente durante questa fase del sonno. L'attività simpatica predomina il sonno REM, che è associato alla formazione dei ricordi e ai sogni. Queste fasi avranno luogo in momenti diversi della notte con l'avanzare dell'età, ma in età adulta, le prime quattro fasi hanno più probabilità di essere cicliche e si verificano all'inizio della notte, mentre il REM è più comune più tardi nel sonno.

Capitolo 8

Malattie causate dallo stress

Lo stress causa molti tipi di malattie che coinvolgono sia la mente che il corpo.

Potresti combattere contro lo stress e avere alcuni dei problemi di salute e delle malattie elencate qui:

Insonnia

La mancanza di sonno e l'insonnia aggravano lo stress. Preoccupazione, incertezza sul futuro, problemi con il tuo lavoro, le tue relazioni, i tuoi figli, le finanze tengono una persona sveglia di notte. Alcune persone sono preoccupate per la cura di un membro della famiglia malato o di un decesso in famiglia. Il solo navigare attraverso ogni giorno può aumentare il livello di stress. Se lo stress rimane incontrollato, interferisce o ritarda la capacità di addormentarsi.

Per combattere la mancanza di sonno legata allo stress, ci sono dei passi positivi che possono essere fatti. Ridurre l'assunzione di caffeina nel corso della giornata, smettere di guardare la TV o di navigare sul computer almeno un'ora prima di andare a letto, spegnere tutti i dispositivi elettronici quando si è in camera da letto, e non fare esercizio prima di andare a letto. Una camera da letto poco illuminata, fresca e confortevole è il tipo di ambiente che si desidera avere prima di andare a dormire.

Chiudi la tua mente dai problemi che aumentano il tuo stress mentre ti prepari per andare a letto. Invece, pensa a pensieri pacifici, fai suonare suoni rilassanti o musica programmata per un'ora mentre vai alla deriva per dormire. Prepara la tua mente al riposo.

Programmi televisivi violenti o inquietanti possono aumentare lo stress e l'ansia, specialmente in questi giorni di sparatorie di massa e le conseguenze traumatiche che le persone sperimentano da questi eventi.

Depressione

Lo stress che rimane irrisolto può far emergere emozioni di rabbia o disperazione in una persona. Entrambe queste emozioni possono portare alla depressione e avere sentimenti prolungati.

Sentirsi cronicamente infelici o tristi, avere difficoltà a pensare con chiarezza, avere a che fare con la solitudine o sentirsi non amati e non curati, o provare vergogna o senso di colpa, probabilmente si è depressi, che spesso è collegato allo stress eccessivo.

Le malattie croniche che si possono avere possono sembrare non correlate alla depressione. Tuttavia, il continuo affrontare quotidianamente una condizione cronica può essere stressante e deprimente.

Una sensazione di disperazione si instaura quando una condizione cronica è una battaglia quotidiana. Lo stress di mantenere la condizione con i farmaci, le routine che non possono essere ignorate e gli infiniti appuntamenti con i medici possono essere un modo stressante e deprimente di vivere.

Alimentazione disordinata e disturbi alimentari

Quando ti senti stressato e sopraffatto da un problema che vorresti solo che sparisse, ti ritrovi a cercare qualcosa da mangiare, il più delle volte qualcosa di gustoso e dolce quando questi sentimenti si fanno sentire?

Non sentitevi come se foste soli. È quello che fanno molte persone.

Quando le persone sono stressate, di solito cercano un cibo carico di carboidrati o un dolcetto per avere un rapido aumento di zuccheri. Mentre lo zucchero nel sangue può aumentare per un breve periodo, dando un falso senso di energia, in seguito cala, facendovi spesso sentire fiacchi e, a volte, sonnolenti e lenti.

C'è un altro disturbo alimentare che lo stress influenza ed è la bulimia. Si pensa che lo stress sia un iniziatore per le persone che soffrono di bulimia e finiscono per abbuffarsi.

Lo stress cronico e gli eventi stressanti sono le cause principali dei disturbi alimentari. Alcune ricerche hanno indicato che la pressione e lo stress complessivi per i bulimici sono più di due volte superiori a quelli delle donne normali.

Lo stress può essere espresso attraverso rabbia, ansia o depressione, o declino fisico e malattia.

Prova a cambiare le tue abitudini alimentari quando sei stressata. Mangia delle verdure croccanti come le carote o anche dei peperoni verdi o rossi crudi che hanno una dolcezza naturale. Tagliate una mela e mangiatene qualche fetta. Puoi anche far scoppiare dei popcorn al burro leggeri. Vi sentirete più sazi con le fibre e rimarrete anche in salute. Non permettete che il vostro stress vi porti a fare una bee-line verso il barattolo dei biscotti, la vostra pasticceria danese preferita o il bancone delle caramelle.

Attacchi di panico e ansia

Come per la depressione, i disturbi legati all'ansia e agli attacchi di panico hanno spesso una correlazione con lo stress.

Lottando con problemi che ti fanno sentire male e ti fanno sperimentare uno stress estremo e che possono manifestarsi in paura e nervosismo per ragioni che non sono chiare.

Di solito si pensa che gli attacchi di panico e gli attacchi d'ansia siano intercambiabili. Tuttavia, sono molto diversi. Anche se hanno alcuni sintomi simili, ci sono differenze che sono distinte nel modo in cui si manifestano, come vengono innescati, la lunghezza del tempo che durano e come ciascuno viene trattato.

È importante capire quanto sia diverso ogni attacco in modo che i tuoi sintomi possano essere riportati al tuo medico in modo accurato. Il loro trattamento è diverso. L'inizio di un attacco d'ansia è diverso, mentre si tratta di un'escalation graduale di emozioni. Di solito è causato da una particolare situazione che può essere mirata come causa dell'attacco.

I sintomi di un attacco d'ansia prima che si verifichi possono essere i sentimenti di preoccupazione, disagio, paura o angoscia. Questi sentimenti di solito iniziano prima dell'attacco vero e proprio e continuano dopo la fine dell'attacco.

Un attacco d'ansia può durare più di 10 minuti. Se si sta verificando una certa situazione che ha causato l'attacco, l'ansia continuerà fino a quando la situazione cambia o finisce.

Gli attacchi di panico, invece, si presentano istantaneamente e spontaneamente. Questo attacco è istantaneo. Non c'è un'escalation graduale, arriva in qualsiasi momento, indipendentemente dalla situazione. Di solito non c'è una ragione identificabile per cui l'attacco si è verificato.

Mentre stai sperimentando l'attacco, proverai una paura paralizzante, così come la paura di perdere il controllo. Avrai anche una sensazione di dissociazione da ciò che ti circonda, nota come derealizzazione. Si può anche sperimentare un distacco da se stessi, noto come depersonalizzazione.

Gli attacchi di panico durano, in media, circa 10 minuti. Dopo la fine dell'attacco, i sintomi si dissipano (Boring-Bray, 2018).

Sintomi fisici per entrambi gli attacchi:

- **Nausea**

- **Stordimento e/o vertigini**

- **Dolori al petto**

- **Difficoltà di respirazione**

- **sudorazione**

- **Sensazione di costrizione alla gola o di soffocamento**

- **Agitazione fisica o tremore**

- **Formicolio o intorpidimento**

- **mal di testa**

Se gli attacchi di panico o gli attacchi d'ansia incontrollati persistono o accelerano nel loro verificarsi, l'incontro con uno psicologo o un consulente può essere un passo nella direzione positiva di affrontare la fonte del problema.

Virus e raffreddori

Malattie di qualsiasi tipo possono causare stress, anche se la malattia può essere un comune raffreddore o un virus. Il sistema immunitario che non funziona alla perfezione e che è afflitto dallo stress spesso si ammala più frequentemente e più rapidamente.

Alleviare lo stress può essere utile per ritrovare la salute e guarire dalle malattie molto più velocemente.

Problemi circolatori

Le vene e le arterie del tuo corpo possono stringersi a causa dello stress e della risposta ai sentimenti di lotta o fuga. Il flusso di sangue attraverso il corpo può essere compresso e creare ulteriori problemi come una cattiva circolazione, coaguli di sangue o addirittura un ictus.

Fatti fare un controllo medico e una diagnosi su questo tipo di problemi medici.

Infezioni locali o sistemiche

Lo stress emotivo o mentale può ritardare o interrompere la guarigione fisica delle infezioni sistemiche, come le intossicazioni alimentari o le infezioni locali come un'unghia del piede infetta o una scheggia che non viene curata.

L'energia positiva del corpo viene prosciugata a causa dello stress, mentre cerca di affrontare la preoccupazione per i problemi legati allo stress. Non rimane molta energia per sostenere le funzioni immunitarie del corpo per guarire ferite e malattie infettive.

Diabete

Lo zucchero nel sangue fuori controllo causato dallo stress è comune in coloro che hanno il diabete. Le persone con diagnosi di diabete devono mangiare e mantenere uno stile di vita che deve regolare i loro livelli di zucchero nel sangue nei limiti prescritti. I livelli di zucchero aumentano o diminuiscono in base alla quantità di stress a cui è sottoposta una persona con questa malattia.

I diabetici che sono sopraffatti e stressati devono monitorare i loro livelli di zucchero nel sangue. Se sono sotto mediazione per il diabete di tipo 2, devono prendere il loro farmaco, mentre i diabetici di tipo 1 devono monitorare l'assunzione di insulina. Mangiare correttamente è anche la chiave per mantenere i livelli di zucchero nel sangue.

Problemi di cuore

Il tuo cuore può palpare, aumentare la frequenza del polso e far aumentare la pressione sanguigna quando sei stressato. Lo stress può mettere una pressione tremenda sul cuore e può danneggiarlo. Il colesterolo nel sangue può aumentare a causa di livelli di stress elevati. Controlla la tua pressione sanguigna se sei costantemente sotto stress per evitare possibili tensioni sul cuore.

Anche l'esercizio fisico e le corrette abitudini alimentari possono aiutare a ridurre i livelli di stress che possono influire sul cuore.

Cancro

Lo stress prolungato può causare un'infiammazione cronica che contribuisce al rischio di cancro e aggrava una condizione già cancerosa.

Anche se lo stress non causa necessariamente il cancro in sé, tutti gli altri problemi di salute che sono legati allo stress possono causare la manifestazione del cancro.

Mangiare troppo, fumare e bere alcolici in eccesso possono aumentare il rischio di sviluppare il cancro. Queste abitudini possono svilupparsi ed essere legate allo stress.

Gli studi hanno dimostrato che ci sono legami tra alcuni tipi di cancro e lo stress. Il sistema immunitario del corpo è soppresso dallo stress; una persona che sta combattendo uno stress continuo può non essere in grado di combattere contro una malattia importante come il cancro.

Altri studi indicano che la ricorrenza del cancro può essere influenzata dallo stress e dalla paura del ritorno del cancro. La produzione dell'ormone cortisolo si verifica quando il corpo è stressato per un periodo di tempo. Questo può inibire il sistema immunitario del corpo e renderlo più incline alla recidiva del cancro. (Università di Rochester Medical Center, 2007)

Nuovi trattamenti omeopatici come la terapia musicale e di rilassamento vengono ora inclusi insieme ai trattamenti medici per i pazienti affetti da cancro. Questi trattamenti possono aiutare a diminuire e allontanare lo stress che la malattia crea e ridurre gli effetti collaterali dei trattamenti medici prescritti che possono essere fisicamente opprimenti.

Disturbo da stress post-traumatico (PTSD)

Questo disturbo si sviluppa in coloro che hanno subito un trauma direttamente o indirettamente. Soffrono di compromissione funzionale o angoscia per un periodo di tempo, di solito un mese al minimo e alcuni che sono stati esposti a un trauma estremo per il resto della loro vita.

I sintomi del PTSD includono il rivivere il trauma, l'eludere i ricordi del trauma, l'ansia elevata e i sentimenti o pensieri negativi. Sparatorie di massa, disastri naturali, attacchi terroristici e città sotto assedio hanno aumentato il peso del PTSD. Ormai di portata globale e che colpisce il 4-6% della popolazione mondiale, la maggior parte dei traumi sono associati alla violenza sessuale o fisica e agli incidenti.

Non esiste una cura conosciuta per il PTSD e i trattamenti che sono attualmente utilizzati per aiutare coloro che soffrono di traumi non sono efficaci per tutti i pazienti.

Ci sono prove che la stimolazione del nervo vago (VNS) può essere un aiuto che è benefico quando si aggiunge ad altre terapie basate sull'esposizione. Il nervo vago serve come collegamento al cervello dal sistema nervoso autonomo periferico.

Comunica con il cervello e invia un segnale nei momenti in cui si attiva un'elevata attività simpatica. Il nervo vago contrasta la risposta del nervo simpatico. (McIntyre, 2018)

In molti modi, lo stress può essere più difficile da affrontare e più duro per il corpo rispetto al lavoro fisico. Se sei sotto stress cronico, potresti essere a rischio di contrarre una di queste malattie. Se senti uno di questi sintomi, fissa un appuntamento per vedere un medico e fare un controllo e una valutazione fisica.

Perdita di capelli

Lo stress e la perdita di capelli possono essere correlati. Anche se è comune che i capelli cambino di spessore e consistenza nel corso della nostra vita. Tuttavia, se sei tu che ti stai stressando per i capelli che stai perdendo, questa notizia non è così buona e lo stress per la perdita o il diradamento dei capelli è probabilmente una delle ragioni per cui la perdita dei capelli sta avvenendo.

Se i tuoi capelli si stanno diradando o perdendo a causa dello stress, ecco alcune informazioni da portare via con te per capire perché la perdita di capelli avviene in circostanze croniche e stressanti.

La perdita di capelli causata dallo stress può essere controllata se lo stress viene gestito. Lo stress emotivo e fisico eccessivo, come quello legato a un intervento chirurgico, una malattia o un infortunio, causa la perdita dei capelli (Scott, 2019).

Altre cause di perdita di capelli sono:

- Cambiamenti ormonali

- Gravidanza, parto e controllo delle nascite

- Chemioterapia

- Abitudini nervose innate

Alleviare lo stress

Lo stress è un evento che a volte non può essere evitato, ma sapere come gestirlo e minimizzarlo può aiutare a prevenire la perdita di capelli. Quando c'è una riduzione dello stress in alcune aree, avrete più resistenza per contenere qualsiasi stress che non può essere evitato.

Invertire la "reazione" allo stress sul momento può minimizzare l'esperienza dello stress cronico. Avere un piano di gestione dello stress e metodi che possano agire rapidamente è importante. Gli esercizi di respirazione sono un modo semplice e veloce per affrontare e gestire lo stress.

Effetto del nervo vago sullo stress

Il nervo vago può alleviare lo stress e l'ansia regolando la tua risposta di rilassamento e contrastando la risposta del sistema nervoso simpatico.

Può essere potenziante capire meglio come funziona il nostro sistema nervoso e cosa possiamo fare per calmarlo quando ne abbiamo bisogno.

Anche se il più interessante di ciò che si sa dell'ansia e dell'effetto che ha il nervo vago è che invia anche i sentimenti che abbiamo di calma, rabbia, rilassamento o nervosismo e li invia al cervello.

Il sistema nervoso simpatico alimenta ormoni come il cortisolo e l'adrenalina per prepararci all'azione. L'intervento del nervo vago interviene e porta al corpo rilassamento e riposo.

Il nervo simpatico funziona come un acceleratore e ci stimola, mentre noi sperimentiamo un ritmo più lento e rilassato e portiamo equilibrio al corpo attraverso il sistema nervoso parasimpatico, che diminuisce la pressione sanguigna e la frequenza cardiaca.

Tutta questa riduzione può alleviare lo stress e l'ansia che deriva dal sistema nervoso simpatico. Quando si verificano situazioni di stress, è questo sistema nervoso che viene stimolato. Non abbiamo la capacità di spegnere la risposta fisiologica; non c'è più molto tempo prima che i problemi si manifestino con il proseguire dello stress e della tensione.

Come detto prima, il cervello reagisce allo stress e all'ansia aumentando la produzione di ormoni.

Questo, a sua volta, attiva l'adrenalina e il cortisolo. Questi ormoni agiscono per sopprimere il sistema immunitario e causare infiammazione. Ci ammaliamo più facilmente quando siamo stressati, ansiosi o depressi.

Capitolo 9

La teoria polivagale e il PTSD

Il PTSD, o disturbo post-traumatico da stress, ha guadagnato una notevole attenzione negli ultimi anni a causa della sua comparsa tra i veterani militari, in particolare quelli di ritorno dai lunghi conflitti in corso in Medio Oriente. Questi individui traumatizzati possono aver subito gravi lesioni fisiche, ma in molti casi, tuttavia, le loro lesioni sono psicologiche, derivanti dalle loro reazioni travolgenti alle loro esperienze sul campo di battaglia. Nelle guerre precedenti, si diceva che i veterani mentalmente traumatizzati soffrivano di shock da granata, il risultato di aver visto e sentito le conseguenze della guerra. Ora riconosciamo questa condizione come PTSD.

I sintomi tipici del PTSD includono flashback dell'evento traumatico o l'incapacità di smettere di pensarci ossessivamente, ansia, depressione, insonnia e incubi ricorrenti. Oltre ai disagi di sperimentare il PTSD, è ormai noto che può portare a pensieri e comportamenti suicidi. In molti casi, il PTSD può portare a una profonda depressione e ansia, così come a disturbi alimentari e all'abuso di sostanze, in particolare droghe e alcol.

A parte i veterani, persone di tutti i ceti sociali possono aver avuto esperienze terrificanti e traumatiche, in prima persona o come testimoni, che scatenano il PTSD, come un incidente automobilistico, un'aggressione sessuale o fisica, una grave caduta in casa o la perdita di una persona cara. Ognuna di queste esperienze estremamente angoscianti può innescare la risposta al PTSD. In passato, alle vittime del PTSD si diceva di darsi una forma o di superarla, ma oggi il PTSD è una condizione psicologica seria e riconosciuta che richiede un'assistenza professionale per essere risolta. Può colpire sia i bambini che gli adulti.

Sulla base della Teoria Polivagale, molti psicologi ritengono che il PTSD abbia le sue radici nella risposta vagale dorsale del sistema nervoso parasimpatico. Questo è il meccanismo primitivo di congelamento o di spegnimento che si innesca quando la persona o l'animale affronta una minaccia immediata insormontabile o schiacciante. Quando questa risposta vagale dorsale viene avviata, può causare immobilità, mancanza di parole, svenimenti e persino gravi shock. Il PTSD sembra essere una forma continua di reazione vagale dorsale.

Prima di passare in rassegna i potenziali trattamenti della Teoria Polivagale per superare il PTSD causato dalla vagale dorsale, viene presentata una comprensione dell'evoluzione e delle funzioni del cervello umano.

Il cervello in tre parti

Il cervello umano, con la sua complessità di circa 100 miliardi di neuroni e forse 100 trilioni di connessioni neurali, è generalmente noto per essere organizzato in due emisferi, il sinistro, riconosciuto per il controllo dei pensieri razionali, logici e organizzativi, e il destro, associato al pensiero creativo, immaginativo e non strutturato. Sappiamo anche che il sistema nervoso funzionante è composto dal cervello, dal midollo spinale e, tra questi, dal tronco encefalico.

Il cervello è il luogo dove si svolge tutta l'azione conscia e inconscia, dalla gestione delle nostre funzioni cardiovascolari, respiratorie e digestive ai sentimenti, sensi e sensazioni, e abbraccia tutto il pensiero, la memoria e il processo decisionale.

Il midollo spinale è il cavo centrale che riceve tutti gli impulsi nervosi dalle estremità e inoltra questi impulsi al cervello, e restituisce le reazioni del cervello agli impulsi con la reazione appropriata.

Il tronco encefalico è il luogo in cui hanno origine 10 dei 12 nervi cranici che si estendono agli organi e ad altre aree chiave, compreso il numero 10, il neurone più lungo e vario, il nervo vago.

Ma oggi sappiamo che l'evoluzione del cervello umano è stata costruita su una struttura sequenziale in tre parti, iniziando con la parte più antica e primitiva, chiamata cervello rettiliano, continuando poi ad evolvere un cervello antico o paleomammifero, e concludendo con un cervello nuovo o neo-mammifero più sofisticato. Questo concetto di una struttura cerebrale in tre parti guidata dall'evoluzione fu identificato per la prima volta negli anni '60 da un neuroscienziato, il dottor Paul MaLean, che lo chiamò cervello trino, e postulò che queste tre parti del cervello lottano ancora per coesistere. Ogni parte ha funzioni specifiche da svolgere:

Il cervello rettiliano, all'inizio, è responsabile delle azioni riflesse di base e involontarie, compresi gli impulsi di riproduzione, l'eccitazione a una serie di stimoli e il mantenimento di uno stato equilibrato e normale, o omeostasi. Può essere considerato un meccanismo di sopravvivenza fondamentale. Una delle sue caratteristiche continue è la compulsività.

Il cervello vecchio-mammifero, o paleomammifero, è posizionato per circondare il cervello rettiliano, gestisce le emozioni, le funzioni di apprendimento e di memoria. Permetteva ai primi mammiferi di ricordare e agire in base a esperienze favorevoli e sfavorevoli, per esempio.

Il cervello neo-mammifero, o neo-mammifero, è responsabile del pensiero cosciente e dell'autoconsapevolezza, ed è posizionato sopra le due prime parti del cervello. Tutti i nostri ragionamenti, decisioni e razionalizzazioni avvengono qui.

Ma ci si può chiedere se ci siamo davvero evoluti dai rettili? Il concetto che il nostro cervello si sia evoluto dai rettili è una sorpresa. Capiamo che ci siamo evoluti dai mammiferi, dato che noi stessi siamo mammiferi. Ok, ma i rettili? Nel lungo corso dell'evoluzione, i primi mammiferi si sono evoluti da, sì, rettili, e non dai dinosauri che si sono estinti 66 milioni di anni fa, o dai dinosauri che hanno sviluppato le piume e si sono evoluti in uccelli. I nostri antenati rettili erano piccoli e ovviamente più intelligenti dei grandi dinosauri, il che ha dato loro un vantaggio nella selezione naturale. Avevano forti capacità di sopravvivenza costruite nei loro piccoli ma altamente funzionali cervelli rettiliani, e alcuni di questi resistenti rettili si sono evoluti in piccoli mammiferi. A loro volta, questi primi mammiferi evolsero cervelli più complessi, il cervello paleomammifero, con i suoi valori aggiunti di apprendimento, memoria ed emozione. Ancora più tardi, quando i mammiferi si sono ulteriormente evoluti come primati, si è sviluppato il terzo componente del cervello neo-mammifero, dando all'Homo Sapiens la capacità di pensare consapevolmente e con crescente complessità.

Le tre parti del nostro attuale cervello trino corrispondono, approssimativamente, al tronco cerebrale e al cervelletto (rettiliano), al cervello limbico, che comprende l'ippocampo, l'amigdala e l'ipotalamo (paleomammifero) e alla neocorteccia (neo-mammifero). Poiché il tronco cerebrale di origine rettiliana reagisce in modo del tutto inconscio e immediato per la sopravvivenza, storicamente, tende a dominare in molte situazioni, quando il cervello percepisce un pericolo o un'altra necessità di azione immediata. Il conflitto tra il cervello rettiliano puramente istintivo e le due componenti più avanzate è considerato da alcuni come rappresentato dalle continue battaglie di Freud tra il conscio e il subconscio.

Questi aspetti includono la struttura a due emisferi, le reti verticali che collegano gli strati e i reparti del cervello, e un numero quasi infinito di neuroni che interagiscono, così come le variazioni nella struttura del cervello dovute al sesso, alle influenze genetiche e ambientali. In tempi recenti, la precisa evoluzione sequenziale e il funzionamento del cervello trino, e la sua esclusività tra gli esseri umani sono stati messi in discussione da alcuni comportamentisti animali, dal momento che cervelli complessi si sono sviluppati tra le specie non-mammifere, tra cui alcuni uccelli. Inoltre, nuovi studi dimostrano che negli esseri umani, la corteccia prefrontale svolge funzioni complesse che sono a parte le funzioni della neocorteccia.

Rieducazione cerebrale post-traumatica

A parte i disturbi psicologici associati al PTSD, ci sono lesioni cerebrali fisiche che comportano gravi traumi. Circa 10 milioni di persone in tutto il mondo soffrono di lesioni cerebrali traumatiche (TBI) ogni anno, e molti casi sono fatali, e la maggior parte di coloro che sopravvivono al trauma sperimentano un certo grado di deterioramento cognitivo. Questi traumi possono verificarsi in qualsiasi numero di circostanze, tra cui incidenti automobilistici, lesioni sportive, cadute dentro e fuori casa, atti di conflitto o di violenza, anche essere colpiti da oggetti in caduta.

Esiste una serie di trattamenti per invertire il deterioramento, e il tipo e la durata del trattamento dipende dal tipo e dalla gravità del trauma. Generalmente, è necessario un insieme multidisciplinare di trattamenti, che coinvolge le pratiche mediche psichiatriche e neurologiche, così come la farmacoterapia.

Classificare la TBI come lieve, moderata o grave dipende da diversi fattori chiave: Grado di coscienza post-traumatica, durata del coma, se sperimentato dal paziente, e il grado e la durata dell'amnesia post-traumatica. Generalmente, i pazienti TBI i cui sintomi continuano per un mese o più sono classificati come moderati o gravi, e il cui recupero completo richiede anni, mentre quelli che mostrano un netto miglioramento entro poche settimane sono considerati casi lievi e spesso tornano alla piena funzione cognitiva entro due mesi.

Ci sono una serie di menomazioni delle funzioni cognitive in seguito a TBI. Questi sono i più comunemente trattati:

Diminuzione della capacità di concentrazione

Disturbo dell'attenzione

Ridotta cognizione visiva e spaziale

Tendenza a distrarsi facilmente

Perdite di memoria e disturbi

Perdita della capacità esecutiva (processo decisionale)

Disturbo delle capacità di comunicazione

Perdite di giudizio e disfunzioni

La rieducazione dei pazienti affetti da TBI inizia con valutazioni basate su protocolli di test standardizzati, tra cui l'attenzione visiva e uditiva, misurazioni visive e verbali, comprensione e comprensione del linguaggio, funzione esecutiva (risolutezza), funzione mentale e intellettuale generale e funzione motoria.

La rieducazione cerebrale post-traumatica è intrapresa principalmente attraverso la riabilitazione cognitiva, che lavora per aumentare le capacità della persona ferita nell'elaborazione e interpretazione delle informazioni, e le prestazioni complessive delle funzioni mentali. La riabilitazione cognitiva è per lo più efficace in livelli lievi o moderati di TBI e con persone che hanno un alto livello di motivazione per riuscire nel recupero. Il gruppo multidisciplinare che collabora alla terapia rieducativa cerebrale può includere medici, specialisti della parola e del linguaggio, terapisti fisici e occupazionali, tra gli altri. Tuttavia, si riconosce che il trattamento di ogni paziente sarà unico, prescritto e personalizzato per ogni individuo, in base alle specifiche lesioni subite e al trauma risultante.

Un approccio importante che ha un'ampia applicazione è l'allenamento del processo di attenzione (ATP), che si basa sull'allenamento delle abilità mentali, aumentando gradualmente la complessità degli esercizi, da semplici inizialmente, e successivamente aumentando in complessità, costringendo il cervello a riqualificarsi. Gli esercizi includono attenzione selettiva, attenzione focalizzata, attenzione alternata, attenzione divisa e attenzione sostenuta.

Il recupero parasimpatico

La teoria polivagale collega il PTSD a una dimensione del sistema nervoso parasimpatico (PNS), il meccanismo vagale dorsale precocemente evoluto di congelamento della sopravvivenza. Il meccanismo vagale dorsale può proteggere un animale permettendogli di fare il morto fino a quando la costa è libera, ma in un essere umano, può portare all'inazione, all'incapacità di pensare o parlare, o peggio, allo svenimento, allo shock o addirittura all'arresto cardiaco. Con il collegamento del PTSD al meccanismo vagale dorsale, una causa precedentemente non riconosciuta può ora essere aperta alla valutazione e potenzialmente, per alleviare i sintomi del PTSD.

In particolare, l'altra risposta PNS, più recentemente evoluta, la risposta ventrale vagale calmante, rilassante e socialmente coinvolgente può essere applicata per ridurre i sintomi emotivi e fisici del PTSD. Ora i metodi usati per raggiungere il tono vagale e abbassare la frequenza cardiaca e la frequenza respiratoria, riattivare il sistema digestivo e indurre uno stato onnicomprensivo di calma e rilassamento possono essere applicati dall'individuo, facilmente, ogni giorno. La pratica della respirazione profonda e lenta, con estensione forzata del diaframma per tonificare il nervo vago, è applicabile come parte della meditazione o dello Yoga, o semplicemente fatta senza altre tecniche.

Può anche includere il massaggio auricolare e facciale, il massaggio del nervo vago che passa vicino all'arteria carotidea destra e sinistra nel collo, e la terapia facciale fredda. La pratica del mindfulness, o essere nel momento, in cui tutti i pensieri esterni sono impediti di intromettersi, può anche essere benefica, poiché la persona si concentra su ogni suono esterno, ogni sensazione, ogni consapevolezza delle cose nell'ambiente. La stimolazione vocale del nervo vago può essere fatta facilmente cantando, facendo gargarismi, o recitando un mantra mentre si eseguono mantra e meditazione trascendentale.

Un'altra applicazione della Teoria Polivagale al trattamento del PTSD è che l'individuo riconosca che i sintomi del PTSD sono di natura biologica, causati dagli istinti primitivi del corpo e dai riflessi per proteggersi, e che il corpo può essere insegnato a rilassarsi, superarlo, ricongiungersi e impegnarsi socialmente con coloro che vivono stili di vita attivi e normali. Questo è chiamato consapevolezza somatica, e allena l'individuo a diventare consapevole delle funzioni corporee di base come la frequenza cardiaca e la respirazione, e a cercare consapevolmente di rallentarle. Gli esercizi di respirazione profonda possono essere utili per raggiungere un senso di controllo corporeo.

La riduzione o l'eliminazione dei sintomi del PTSD può essere ulteriormente raggiunta praticando una serie di esercizi mentali chiamati controllo attenzionale, uno sforzo cosciente per riconoscere gli spunti che possono innescare reazioni di PTSD, e delicatamente ma fermamente annullarli riconoscendo che non c'è pericolo, niente da temere, e tutto va bene. Questa forma di consapevolezza del corpo è chiamata terapia cognitiva del comportamento (CBT), e incoraggia l'individuo a essere consapevole che una risposta di lotta o fuga non necessaria sta continuando e può essere spenta dal pensiero cosciente, sostituendo pensieri e ricordi inquietanti con pensieri rilassanti e pacifici. Col tempo e con la pratica, la sostituzione dei cattivi pensieri con quelli positivi renderà più facile il raffreddamento dell'orientamento d'azione vagale dorsale.

Leggere il linguaggio del corpo

Il linguaggio del corpo è stato a lungo associato ad alcune posizioni e movimenti popolari che si crede siano spunti subconsci sul vero significato o sulle intenzioni di una persona. Per esempio, avere le braccia incrociate segnala un interesse negativo in ciò che viene detto, o una mano sulla bocca mentre si parla può essere un segno di una bugia. Annuire inconsciamente con la testa indica accordo, una stretta di mano suggerisce il tipo di carattere, a seconda che sia ferma o debole, e se il contatto visivo viene mantenuto o meno. In realtà, la maggior parte di questi indizi del linguaggio del corpo sono aneddotici e possono avere qualche base, oppure no.

Ma la Teoria Polivagale ha gettato una nuova luce sul linguaggio del corpo, a più livelli, rivelando l'interesse di una persona in un impegno sociale, per esempio, o inviando un segnale che può innescare l'impegno sociale o altre interazioni nella seconda persona, che può, a sua volta, rispondere con il proprio linguaggio del corpo inconsciamente. L'uso delle espressioni facciali per suscitare vari tipi di risposte viene utilizzato per comunicare e coinvolgere i bambini autistici, a testimonianza dell'efficacia di questo approccio.

I segnali popolari del linguaggio del corpo significano davvero qualcosa, o sono, come sottinteso sopra, semplicemente aneddotici, creduti e diffusi ma senza fondamento? Uno studio condotto dall'UCLA ha scoperto che solo il 7% di ciò che viene detto viene effettivamente creduto o riconosciuto, basandosi solo sulle parole dette. La tonalità della voce dell'oratore rappresenta il 38% delle comunicazioni, lasciando il 50% delle comunicazioni basate sul linguaggio del corpo, i gesti e le espressioni.

La resistenza a ciò che viene detto o mostrato è spesso mostrata da braccia e gambe incrociate.

Un sorriso non è sincero quando si limita alla bocca, mentre un sorriso sincero coinvolge più parti del viso, compreso l'arricciamento degli occhi.

Rispecchiare o imitare le proprie posizioni del corpo è un segno che l'altra persona è d'accordo con quello che state dicendo o proponendo.

Le posizioni di potere irradiano un senso di comando o controllo. Una persona che assume il controllo tenderà a stare in piedi, allungare le braccia e altrimenti occupare più spazio in una stanza. Questo tipo di persona sta incoraggiando l'interazione o possibilmente l'impegno.

Il contatto visivo non è sempre sinonimo di impegno o interesse, perché un contatto visivo prolungato può essere forzato o intenzionale, suggerendo che la persona sta nascondendo una vera intenzione.

Il disagio o la sorpresa possono causare sopracciglia sollevate. Al contrario, una persona veramente interessata non tenderà ad alzare le sopracciglia quando gli si parla, tranne che per riconoscere un'osservazione eccezionalmente insolita.

Annuire è positivo, tranne quando è esagerato, perché troppi cenni suggeriscono disagio con ciò che viene detto.

La tensione segnala stress. Una fronte aggrottata, muscoli del collo tesi o una mascella serrata possono essere segni che ciò che viene detto sta mettendo la persona a disagio.

Questi risultati sono validi? Probabilmente in una certa misura, ma è importante rendersi conto che l'argomento del linguaggio del corpo è stato ampiamente dibattuto per decenni. Di conseguenza, molte persone con cui potreste parlare, o che incontrate in un colloquio, potrebbero annuire consapevolmente o sorridere o stringere fermamente la mano, cercando deliberatamente di fare una buona impressione. Voi, a vostra volta, potreste considerare il vostro linguaggio del corpo e cercare di non inviare il messaggio sbagliato.

La teoria polivagale

Le reazioni emotive possono innescare non una ma due risposte fisiche: la ben nota chiamata difensiva all'azione del sistema nervoso simpatico, e la più primordiale risposta vagale dorsale che può congelare e immobilizzare una persona. Azioni fisiche, al contrario, come lo Yoga, la meditazione, la respirazione controllata e i massaggi possono tonificare il nervo vago, innescando le emozioni calmanti e rilassanti del sistema nervoso parasimpatico (chiamato anche risposta vagale ventrale), e la sua abilitazione all'impegno sociale.

Capitolo 10

Il potere del tuo corpo

Esercizio

L'esercizio fisico è una parte necessaria della guarigione dal dolore cronico. Non è necessario diventare un bodybuilder attivo o un atleta, ma un certo grado di movimento del corpo è altamente auspicabile per prevenire il dolore cronico. I movimenti del corpo liberano l'energia "bloccata" nel nostro corpo e assicurano un flusso regolare di energia per prevenire qualsiasi dolore.

Fare esercizio è un ottimo modo per ridurre l'ansia. Sia che vi svegliate presto la mattina prima di dover andare al lavoro e andate a correre, o se potete andate quando tornate a casa e fate jogging intorno all'isolato.

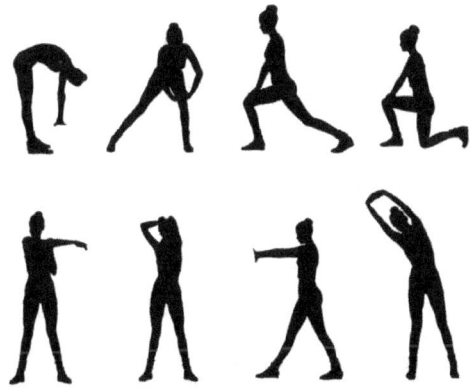

Inoltre, se fai più esercizio, questo ti aiuterà con la tua autostima. L'esercizio vi renderà più sani e vi sentirete meglio con voi stessi. Se sei preoccupato per la tua salute e questo peggiora la tua ansia, esci e fai qualche esercizio. Non c'è nemmeno bisogno di uscire di casa, basta trovare un DVD di esercizi e iniziare a fare un po' di esercizio dal proprio salotto. Per aiutare davvero ad abbassare l'ansia, è una buona idea che ogni volta che si fa esercizio sia per 30 minuti o più. Gli studi hanno dimostrato che ci vogliono circa trenta minuti perché l'ansia si abbassi quando si fa esercizio.

Se non volete fare esercizio da soli, prendete un amico che faccia questa attività con voi. Questo vi renderà felici e potrete avere qualcuno con cui parlare delle cose che vi rendono ansiosi. È bello avere qualcuno a cui puoi far esprimere tutti i tuoi sentimenti e che può aiutarti. L'esercizio salutare ha alcune implicazioni sorprendenti per coloro che soffrono di disturbi d'ansia e altre condizioni psicologiche tra cui la depressione. I meccanismi con cui l'esercizio fisico e la salute mentale sono correlati non sono completamente compresi, ma molti esperti medici in tutto il mondo ora riconoscono che l'esercizio fisico ha un impatto importante su una vasta gamma di condizioni psicologiche. Si ritiene addirittura che l'esercizio fisico possa essere efficace nel combattere la depressione quanto molti farmaci comunemente prescritti.

Brevi scoppi di attività poche volte al giorno sono il tipo di esercizio che gli esperti raccomandano. Si ritiene che una camminata veloce di soli dieci minuti sia sufficiente a sollevare lo stato emotivo per un paio d'ore. Per chi soffre di disturbi d'ansia, può essere difficile uscire di tanto in tanto. Per alcuni, con condizioni gravi, può sembrare impossibile. L'esercizio fisico, tuttavia, aiuterà davvero a migliorare il tuo stato emotivo e a distogliere la mente dall'ansia. Usa i seguenti consigli per aumentare le tue possibilità di incorporare con successo l'esercizio nella tua vita.

L'esercizio di intensità moderata è raccomandato come perfetto per migliorare la tua salute fisica e anche la tua salute mentale. Questo include: camminare alacremente, andare in bicicletta, fare jogging o nuotare. Camminare e fare jogging non dovrebbe richiedere alcun investimento e se non ti senti a tuo agio da solo, fai coppia con un amico o un parente. Idealmente, fai coppia con qualcuno che sta affrontando gli stessi problemi o ha una buona comprensione di essi, per un supporto extra. Quando facciamo esercizio, il cervello rilascia endorfine, o sostanze chimiche di "benessere" che sono responsabili dello "sballo" che molte persone sentono durante e dopo l'esercizio. Un altro vantaggio dell'esercizio fisico per chi soffre di depressione è che dà uno scopo e una struttura a ogni giorno. È stato dimostrato che l'esercizio all'aperto è particolarmente efficace per sollevare l'umore.

L'esercizio regolare può aiutare a mantenere un peso sano, che può essere un problema nelle persone depresse. L'esercizio fisico promuove il benessere generale, compresa la salute del cuore e un corpo tonico e più muscoloso. Gli aspetti portanti dell'esercizio impediscono al corpo di perdere massa ossea e diminuiscono il rischio di osteoporosi, un beneficio particolare per le donne.

Le persone che soffrono di ansia possono non essere interessate all'esercizio. Quando qualcuno è sopraffatto dallo stress della vita quotidiana, fare esercizio sembra meno attraente. Tuttavia, la ricerca dimostra che l'esercizio gioca un ruolo importante nel ridurre i sintomi dell'ansia.

Mentre è stato clinicamente dimostrato che l'esercizio fisico riduce l'ansia e migliora l'umore, può anche trattare una serie di altri problemi di salute. I problemi di salute possono essere un importante fattore scatenante dell'ansia, e alleviare i sintomi di questi disturbi può ridurre ulteriormente i sintomi dell'ansia.

Inoltre, l'esercizio fisico può aiutare le persone a rilassarsi. Quando una persona fa esercizio, il suo corpo rilascia ormoni che producono un effetto calmante. L'esercizio aumenta anche la temperatura corporea, che può essere molto rilassante. Sudare è faticoso, ma è un ottimo modo per calmarsi.

Camminata veloce

La camminata veloce, più spesso chiamata power walking o race walking, è una tecnica di camminata a passo veloce. Camminare è un'ottima alternativa alla corsa e spesso è molto più facile e accessibile a una grande varietà di persone. Camminare fornisce tutti i benefici aerobici della corsa, ma evita molte delle lesioni associate alle tecniche ad alto impatto della corsa. L'attività di camminare a una velocità maggiore rispetto alla camminata "normale" può aiutare i partecipanti a perdere peso, a tonificare i muscoli e anche ad aumentare il loro umore.

Non solo la camminata veloce è preziosa per i muscoli e le articolazioni, ma rafforza anche la salute generale.

Stretching

Lo stretching è qualcosa che tutti dovrebbero fare regolarmente, e coloro che soffrono di mal di schiena cronico beneficeranno maggiormente dello stretching dei muscoli molli, dei legamenti e dei tendini dentro e intorno alla spina dorsale. È un fatto che quando il movimento è limitato la schiena diventa rigida, il che può portare a più dolore. Coloro che soffrono di mal di schiena cronico hanno bisogno di fare stretching regolarmente e di eseguire movimenti di allungamento appropriati per beneficiare del sollievo sostenuto e a lungo termine dall'aumento del movimento.

Una delle migliori raccomandazioni per affrontare il dolore cronico è quella di fare regolare esercizio fisico. L'esercizio aiuterà con diversi tipi di dolore - dall'aiutare con l'artrite facendo muovere il corpo, al migliorare l'umore, quando si ha dolore per il morbo di Crohn o la fibromialgia.

Yoga per il dolore cronico

Lo yoga può essere definito come una pratica basata sull'armonizzazione di mente, corpo e anima. Praticando Yoga ogni giorno, non solo esplorerai il tuo vero sé o il tuo sé interiore, ma svilupperai anche la sensazione di essere un tutt'uno con la natura e l'ambiente. Lo Yoga aiuta il benessere generale del corpo e si concentra principalmente sullo sviluppo della relazione con il mondo naturale che ci circonda.

Il dolore non è solo influenzato da lesioni fisiche o malattie, ma anche dai nostri pensieri, ansia, traumi, stress ed emozioni. Lo stress e il dolore sono strettamente correlati - si può provare dolore quando si è stressati e lo stress può anche aumentare l'intensità del dolore. Quando lo stress aumenta, la respirazione diventa più pesante, irregolare e irregolare. Anche il tuo umore è alterato, insieme a una certa tensione e a un irrigidimento dei muscoli. Questi sintomi di dolore cronico possono anche aumentare le tossine nel corpo e diminuire i livelli di ossigeno.

Lo yoga affronta questi problemi in modo efficace, in quanto coinvolge le tecniche di respirazione profonda e di meditazione, che aiutano nell'assorbimento dell'ossigeno tanto necessario e anche nel rilassamento della mente e del corpo. Queste tecniche di respirazione assicurano che i muscoli dei polmoni, del diaframma, della schiena e dell'addome siano pienamente utilizzati. Quando i muscoli sono sciolti e rilassati, possono aiutare a rilasciare la tensione accumulata nel corpo e facilitare il corretto flusso di energia in tutto il corpo. Anche i livelli di stress e di ansia si ridurranno gradualmente.

Lo yoga, o il semplice stretching, sono pratiche semplici che dovrebbero essere applicate alla vita quotidiana per ridurre la tensione dello stress e mantenere i muscoli in ordine. Ci sono stretching specifici che possono concentrarsi su aree problematiche come il collo o la parte bassa della schiena. Questi stiramenti possono essere assegnati da un personal trainer, un massaggiatore o un fisioterapista. Lo yoga può essere praticato a casa o in uno studio con molti altri partecipanti. Ci sono molte forme di yoga che vanno dall'hatha yoga all'hot yoga. L'attenzione nello yoga è sul controllo del respiro, la meditazione, lo stretching e l'equilibrio. Non tutte le forme di yoga sono spirituali con canti e mantra, se non ti senti a tuo agio con quella forma di pratica.

L'esercizio fisico in generale fa bene al dolore cronico, ma esercizi specifici, specialmente certe posizioni yoga, aiutano a diminuire alcuni tipi di dolore, come il dolore alla spalla o al collo.

Inoltre, le tecniche di rilassamento che imparerete, possono insegnarvi a gestire i diversi tipi di dolore cronico in modo più efficace.

Se stai pensando di provare le tecniche di yoga per il tuo dolore cronico, devi considerare lo stile di yoga che farai.

Mentre tutte le forme di yoga possono essere benefiche per il tuo corpo, la tua mente e il tuo spirito, alcuni esercizi sono effettivamente diretti alle persone che stanno lottando con il dolore cronico.

Ci sono più pose yoga o asana e possono essere usate diverse posizioni. Gli individui con dolore cronico dovrebbero iniziare con una posizione yoga lenta e delicata. I benefici dello yoga includono una migliore capacità di gestire lo stress, sentirsi più rilassati durante il giorno e migliorare la qualità del sonno. Gli studi hanno dimostrato che lo yoga è utile per prevenire la fibromialgia, tra le altre condizioni di dolore cronico.

Terapia di massaggio

La terapia del massaggio è diventata molto popolare, e giustamente; oltre a sentirsi bene, ha una serie di benefici per la salute. La terapia del massaggio è meravigliosa per qualsiasi tipo di dolore, sia cronico, acuto o semplicemente da fatica, lavoro e tensione. Ci sono varie terapie di massaggio disponibili per soddisfare tutti i tipi di esigenze, tra cui Shiatsu, svedese, olio caldo e tessuto profondo.

Il massaggio è stato anche usato come un rimedio naturale contro l'ansia per secoli; può essere semplice come strofinare delicatamente il collo, ma in qualunque caso il massaggio è un modo efficace per calmare i nervi. I benefici di qualsiasi terapia di massaggio sono molti, tra cui sollievo dallo stress, rilassamento, abbassamento della pressione sanguigna, diminuzione della tensione nei muscoli, e migliora anche la respirazione più profonda. Nel corso del libro, parlerò del massaggio terapeutico come rimedio naturale per i disturbi d'ansia, in questo caso sarà uno strumento profondo e preciso.

Un massaggiatore esperto e formato saprà esattamente cosa fare una volta spiegato il problema del dolore. Il massaggio fa anche miracoli per la fatica e lo stress, entrambi noti per aumentare il dolore e vanno di pari passo con l'artrite e altre condizioni di dolore cronico. Può anche aiutare a calmare l'ansia, che spesso affligge chi soffre di dolore cronico.

Se potete permettervelo, fatevi massaggiare regolarmente - settimanalmente o anche due volte a settimana. Anche i fisioterapisti e i chiropratici offrono massaggi terapeutici, quindi potrebbero essere coperti dall'assicurazione medica.

Ci sono anche massaggiatori elettronici sul mercato che sono ottime opzioni. Questi includono unità mobili, che sono prodotti di massaggio spot che mirano al collo o ad aree specifiche. Ci sono anche unità da fissare sulla sedia che offrono lo shiatsu per tutta la schiena, molti sono dotati di un'opzione di calore.

Il beneficio più significativo per la salute del massaggio è che fornisce la sensazione del tocco, che è fondamentale sia nello sviluppo della prima infanzia che nella salute generale dell'adulto. I livelli di somatotropina, o ormone della crescita umana, sono direttamente correlati alla quantità di contatto fisico che si riceve.

Il massaggio provoca anche il rilassamento del sistema nervoso. Uno dei maggiori benefici del massaggio è che ci si sente bene, specialmente se si prova dolore. I nervi che portano le informazioni sulla sensazione del tatto al cervello sono più fortemente mielinizzati dei nervi che portano le informazioni sul dolore, quindi le informazioni sul tatto viaggiano più velocemente delle informazioni sul dolore. Questo è il motivo per cui istintivamente si strofina la pelle intorno a una zona dolorosa; la sensazione del tatto affoga temporaneamente la sensazione di dolore, e si ha un breve momento di sollievo.

Il massaggio è piacevole anche perché riduce temporaneamente la tensione muscolare. Premendo sui muscoli tesi li allunga nello stesso modo in cui fa lo stretching statico prolungato, e dopo circa un'ora di questo allungamento manuale ci si può alzare con la sensazione che i muscoli siano fatti di gelatina. Se il vostro massaggiatore applica una grande pressione, il vostro riflesso di allungamento può essere attivato immediatamente, facendovi sentire tesi e doloranti subito dopo il massaggio. Una buona regola generale è che se senti dolore durante un massaggio, probabilmente sentirai anche un po' di dolore dopo. Anche se può essere difficile o imbarazzante sul momento, è meglio chiedere al massaggiatore di premere più delicatamente che subirne le conseguenze. Non è assolutamente necessario applicare una quantità dolorosa di pressione per raccogliere i benefici di un massaggio. Inoltre, se hai dolore, un massaggio profondo può aumentare e prolungare il tuo dolore rendendo i tuoi muscoli più tesi.

Infine, il massaggio ammorbidisce temporaneamente i tessuti connettivi, il che aumenta la flessibilità e la gamma di movimento. I tendini, i legamenti, la fascia (che circonda, sostiene e separa le strutture del corpo) e il tessuto cicatriziale (che si forma per guarire una ferita) sono tutti fatti di fibre di collagene disposte in vari modelli e densità. Quando i muscoli diventano abitualmente più stretti e il movimento diminuisce, anche i tessuti connettivi rispondono stringendosi. Il movimento e il calore possono rendere queste strutture di collagene più flessibili e fluide.

Per le persone con dolore cronico, l'aspetto più benefico del massaggio può essere che abbassa lo stress, riducendo così la sensazione di dolore e la reattività del sistema nervoso. Tuttavia, un massaggio da solo non è sufficiente a cambiare i movimenti abituali profondamente appresi o il livello di tensione muscolare a riposo. La consapevolezza sensoriale che si può ottenere attraverso il massaggio è preziosa, ma se non è seguita da un'effettiva educazione motoria sotto forma di movimento volontario, si faranno pochi progressi duraturi. Devi riqualificare attivamente il tuo sistema nervoso, e non puoi farlo solo con il massaggio.

Equilibrio cerebrale

Per prima cosa, dovete assicurarvi che il vostro cervello sia equilibrato. Senza un sistema nervoso equilibrato, i vostri sforzi per eliminare il dolore cronico saranno sprecati. Molte cose possono causare squilibri cerebrali. Le più comuni sono le lesioni alla testa e l'esposizione alle radiazioni elettromagnetiche dei dispositivi personali senza fili. Le cose che aumentano i fattori di rischio di squilibrio cerebrale includono:

- Usare dispositivi Bluetooth e telefoni cellulari, walkie talkie, usare computer fissi e portatili e iPad.

- Mangiare cibi lavorati che hanno MSG.

- Consumare bevande contenenti dolcificanti artificiali e bere acqua fluorizzata.

- Condurre una vita stressante.

- Non avere abbastanza sonno di qualità.

Capitolo 11

Connessione del controllo del corpo e della mente

Le persone che hanno un grande benessere entusiasta conoscono le loro riflessioni, sentimenti e pratiche. Hanno imparato approcci sani per adattarsi alla pressione e ai problemi che sono un pezzo tipico della vita. Si amano e hanno connessioni solide.

In ogni caso, numerose cose che accadono nella vostra vita possono disturbare il vostro benessere passionale. Queste possono provocare sani sentimenti di pietà, stress o tensione. Infatti, anche i cambiamenti grandi o necessari possono essere sconvolgenti come quelli indesiderabili. Queste cose includono:

- Essere licenziato dalla tua attività

- Avere un figlio che se ne va o ritorna

- Affrontare la morte di un amico o di un membro della famiglia

- Separarsi o sposarsi

- Soffrire una malattia o un danno

- Ottenere un avanzamento di lavoro

- Avere problemi di liquidità

- Trasferirsi in un'altra casa

- Avere o abbracciare un bambino.

Il vostro corpo reagisce al modo in cui pensate, sentite e agite. Questa è una sorta di "connessione mente/corpo". Quando sei concentrato, nervoso o turbato, il tuo corpo risponde in un modo che può rivelarti che qualcosa non va. Per esempio, si può sviluppare l'ipertensione o un'ulcera allo stomaco dopo un'occasione particolarmente penosa, per esempio la morte di un amico o di un membro della famiglia.

Via per migliorare la salute

Ci sono modi per migliorare il vostro benessere passionale. Inizialmente, cercate di percepire i vostri sentimenti e capire perché li state provando. Setacciare le ragioni dell'amarezza, dello stress e del disagio nella vostra vita può aiutarvi a gestire il vostro benessere passionale. Di seguito ci sono altri consigli di supporto.

Scopri alcune sorprendenti realtà sulla connessione mente-corpo:

Noi tutti abbiamo la connessione mente-corpo.

Indipendentemente dal fatto che ne sia intenzionalmente consapevole o meno, ognuno di noi incontra la connessione mente-corpo regolarmente nella propria vita. Piuttosto che pensare alla connessione come qualcosa fuori portata di vista, o qualcosa solo realistico attraverso lunghi tratti di yoga e riflessione, ricordare che è costantemente qui. L'acquolina in bocca per un dolce dall'aspetto gustoso, o le "farfalle" ansiose nello stomaco prima di fare un'introduzione, o di correre una gara, sono nel complesso casi ideali di connessioni corpo personalità caratteristiche, che una gran parte di noi ha incontrato alla fine. Una volta ogni tanto, la connessione mente-corpo può dare risultati negativi, come trascurare di raggiungere obiettivi atletici, scolastici o professionali a causa del timore del cervello.

I nostri corpi reagiscono a come pensiamo

Tutto ciò che siamo emerge con le nostre contemplazioni. Con le nostre riflessioni, creiamo il mondo.

Buddha

In quanto tale, nel caso in cui pensiamo continuamente a considerazioni negative e sconsiderate, il nostro corpo seguirà lo stesso modello. L'entusiasmo e l'asimmetria mentale possono iniziare come qualcosa come dolori cerebrali causati dalla pressione, spalle strette e parte superiore della schiena irritata, e portare a un aumento di peso sfortunato o alla sfortuna, a un disturbo del sonno e all'ipertensione. Poi di nuovo, possiamo mettere in atto un tentativo cosciente di pensare in modo più deciso e di creare modi sani di affrontare la pressione e i preliminari dello stress per sempre. Dopo qualche tempo, la condizione del nostro benessere passionale e psicologico può essere danneggiata o aiutare il quadro resistente del corpo.

Possiamo farci ammalare e possiamo farci stare bene

Gli studi dimostrano che i nostri modi di affrontare lo stress e i modi in cui gestiamo la pressione si associano direttamente a come gestiamo i disturbi veri e propri, compresa la crescita maligna. La pressione incessante influenza il corpo in modo negativo, e per lunghi periodi di tempo, la pressione a lungo raggio può renderci sempre più vulnerabili al diabete, all'ipertensione, alle malattie cardiache e ad alcune malattie.

Ciononostante, utilizzando la nostra intrinseca connessione personalità-corpo in modo costruttivo, mantenendo il nostro cervello e il nostro corpo in forma con l'esercizio e il nutrimento, possiamo mantenere le sensazioni di ansia più basse. Alla fine della giornata, meglio riusciamo ad adattarci rimanendo tranquilli e diminuendo la pressione mentale, diminuiremo così la preoccupazione fisica, insieme alla possibilità di costruire una malattia.

Abbiamo anche una connessione corpo-mente

Nel caso in cui ci concentriamo, è tutt'altro che difficile vedere l'effetto che il corpo ha anche sulla nostra prospettiva. Per esempio, quando il corpo delle donne si prepara al ciclo mensile, sono gli ormoni all'interno del corpo che causano tutte le indicazioni temute (crampi, gonfiore, debolezza, imbarazzo entusiastico, e così via). Un altro caso di risposte corpo-mente è il virus del raffreddore di questa stagione. Molto probabilmente, un individuo comincia a sentirsi poco bene intellettualmente il giorno o un paio di giorni prima che il corpo scopra la gola irritata, l'intasamento nasale e altre manifestazioni fisiche fondamentali.

D'altra parte, la connessione corpo-mente è inconcepibilmente positiva, indipendentemente dal fatto che si tratti di endorfine create dopo l'esercizio o di alleviamento dello stress durante un massaggio alla schiena. Nelle posizioni fisiche dello yoga, si immagina che determinate posizioni producano determinati stati psicologici. I piegamenti, per esempio, sono pensati per animare la psiche, mentre le inversioni possono accelerare uno stato più calmo. L'esercizio può essere un metodo modesto per aiutare il nostro centro, gli stati d'animo e, in generale, il benessere.

Il nutrimento influenza sia il nostro corpo che la nostra mente

Si ritorna a quell'adagio familiare: "Siamo ciò che mangiamo". Ogni singolo pezzo o fluido che passa attraverso le nostre labbra ha un tipo di impatto sulla nostra mente. La nostra sana ammissione, costantemente, può avere immensi effetti sia negativi che positivi su come ci sentiamo, a causa della sostanza serotonina. Fondamentalmente, quando i livelli di serotonina sono alti, siamo più gioiosi, e quando sono bassi, ci scoraggiamo.

Mangiare un gran numero di carboidrati e zuccheri può diminuire l'affettività della serotonina, il che provoca stati d'animo terribili e, a lungo andare, la stanchezza. Per regolare i livelli di serotonina, mangiare proteine può essere la soluzione, soprattutto prima dell'assunzione di carboidrati. Piuttosto che trangugiare una scossa zuccherina di energia a mezzogiorno, scegliete un boccone ricco di proteine per mantenere il temperamento positivo e la vitalità, mantenendo una distanza strategica da un incidente più tardi.

Il sonno standard è un must per mente e corpo

Oltre all'alimentazione e all'esercizio fisico, il riposo ha un ruolo fondamentale nel mantenere i livelli di serotonina sani e nel mantenere il cervello e il corpo contenti l'uno dell'altro. L'attività essenziale della serotonina nel corpo è quella di calmare, quindi è strettamente legata a come la vitalità viene - o non viene - utilizzata (per esempio l'esercizio e il riposo). Senza riposo, il nostro cervello può essere influenzato al contrario, disturbando la reazione della nostra mente alla serotonina. Alla fine della giornata, è essenziale mantenere un disegno di riposo prevedibile, in modo da mantenere la psiche e il corpo sani.

La riflessione può aiutare il nostro cuore

Come indicato dall'American Heart Connection, le prove mediche rivelano una connessione complementare certificabile tra il cervello e il corpo. Pratiche come la riflessione e altre strategie di rilassamento sono apparse per cambiare le connessioni mente-corpo ma anche mente-cuore. Mentre c'è una carenza di concentrati legittimamente tendendo a come mente-cuore intercessioni possono aiutare i pazienti con la ripartizione cardiovascolare congestizia, la riflessione AHA chiuso potrebbe aiutare con tensione e miseria, che regolarmente corrispondono con la malattia genuina.

Ponderare per circa 15 minuti ogni giorno può anche aiutare qualsiasi individuo che ha bisogno di rimanere concentrato e tranquillo per tutta la durata della giornata. Attività come la riflessione possono aiutare a spostare le osservazioni mentali e le risposte alle circostanze. Facendo attenzione alla tensione e al disagio, e interfacciandosi con il respiro, la mente si rilasserà e il corpo pure. In ogni caso, togliere un paio di secondi da una giornata sconvolgente per inspirare discretamente può avere impatti comparativi.

Fondamentalmente, siamo ciò che pensiamo, mangiamo, beviamo, diciamo e ci rilassiamo. Creare e applicare cura a queste parti della vita può aiutarci a mantenere beati i collegamenti corpo personalità. Raccontaci come usi la tua connessione mente-corpo per rimanere sano.

Esprimi i tuoi sentimenti in maniere appropriate

Nel caso in cui sentimenti di stress, problemi o tensione stiano causando problemi fisici, tenere queste emozioni dentro può aggravare la tua sensazione. Va bene dire ai vostri amici e familiari quando qualcosa vi infastidisce. In ogni caso, ricordate che i vostri cari potrebbero non avere generalmente la possibilità di aiutarvi a gestire le vostre emozioni in modo adeguato. In queste occasioni, rivolgetevi a qualcuno al di fuori della circostanza per chiedere aiuto. Provate a chiedere al vostro specialista di famiglia, a un istruttore o a un consulente severo di aiutarvi a migliorare il vostro benessere emotivo.

Continuare con uno stile di vita sano.

Concentrati sulle cose che apprezzi nella tua vita. Fate tutto il necessario per non fissarvi sui problemi al lavoro, a scuola o a casa che portano a sentimenti negativi. Questo non significa che dovete professare di essere allegri quando vi sentite concentrati, nervosi o sconvolti. È fondamentale gestire queste emozioni negative, tuttavia, cercate di concentrarvi anche sulle cose positive della vostra vita. Potrebbe essere necessario utilizzare un diario per monitorare le cose che vi fanno sentire allegri o sereni. Alcune ricerche hanno indicato che avere un punto di vista ispiratore può migliorare la vostra soddisfazione personale e dare un impulso al vostro benessere. Potreste anche aver bisogno di scoprire approcci per rinunciare ad alcune cose nella vostra vita che vi fanno sentire spinti e sopraffatti. Metti da parte qualche minuto per le cose che apprezzi.

Creare forza

Gli individui con forza possono adattarsi alle preoccupazioni in modo sano. La versatilità può essere appresa e fortificata con varie metodologie. Queste comprendono l'avere un aiuto sociale, mantenere una prospettiva positiva su se stessi, tollerare il cambiamento e mantenere le cose nel loro contesto. Un istruttore o un consulente può aiutarvi a raggiungere questo obiettivo con il trattamento della condotta intellettuale (CBT). Informati se questo è un pensiero intelligente per te.

Calma la tua psiche e il tuo corpo.

Le tecniche di rilassamento, per esempio, la contemplazione, la sintonizzazione con la musica, la sintonizzazione con tracce di simbolismo guidato, lo yoga e il Tai Chi sono approcci preziosi per portare i tuoi sentimenti in equilibrio.

La riflessione è un tipo di idea guidata. Può assumere numerose strutture. Per esempio, puoi farlo facendo esercizio, estendendoti o respirando profondamente. Rivolgiti al tuo specialista di famiglia per una guida sulle tecniche di rilassamento.

Trattare con se stessi.

Per avere un grande benessere passionale, è imperativo occuparsi del proprio corpo avendo un programma giornaliero standard per mangiare bene, riposare a sufficienza e fare pratica per alleviare la pressione repressa. Astenersi da indulgere e non abusare di farmaci o liquori, utilizzando farmaci o liquori con motivazioni diverse, per esempio, problemi familiari e medici.

Punti interessanti

Un cattivo benessere passionale può debilitare la struttura insensibile del vostro corpo. Questo vi rende destinati a prendere il raffreddore e altre malattie durante le occasioni veramente difficili. Inoltre, quando vi sentite concentrati, nervosi o sconvolti, potreste non occuparvi del vostro benessere come dovreste. Potresti non volerti allenare, mangiare cibi nutrienti o prendere una prescrizione che il tuo medico di base approva. Potreste abusare di alcolici, tabacco o altri farmaci. Diverse indicazioni di scarso benessere includono:

- **Dolore alla schiena**

- **Cambiamento del desiderio**

- **Dolore al petto**

- **Costipazione o allentamento dell'intestino**

- **Bocca secca**

- **Estrema stanchezza**

- **Dolore generale pulsante**

- **Mal di testa**

- **Polso alto**

- **Insonnia**

- **Testa leggera**

- Palpitazioni (l'inclinazione che il tuo cuore stia battendo)

- Problemi sessuali

- Respiro corto

- Collo rigido

- sudorazione

- Mal di stomaco

- Aumento di peso

Per quale motivo il mio medico di base deve pensare ai miei sentimenti?

Potresti non essere abituato a parlare con il tuo medico di base dei tuoi sentimenti o dei problemi della tua vita. In ogni caso, ricordate che l'individuo in questione non può generalmente dire che vi sentite concentrati, nervosi o sconvolti solo dandovi un'occhiata. È imperativo essere diretti con il vostro medico di base nel caso in cui abbiate questi sentimenti.

In primo luogo, la persona in questione dovrebbe assicurarsi che altri problemi medici non stiano causando i tuoi effetti collaterali fisici. Nel caso in cui i tuoi effetti collaterali non siano causati da altri problemi medici, tu e il tuo PCP potete affrontare le ragioni entusiastiche delle tue manifestazioni. Il tuo medico di base può proporre approcci per trattare le tue manifestazioni fisiche mentre tu cooperi per migliorare il tuo benessere passionale.

Conclusioni

Il nervo vago è veramente come un interruttore magico per il tuo corpo. Il fatto che innerva così tanti organi e sistemi principali enfatizza la sua importanza per la tua salute generale. Un nervo vago non tonico può causare numerosi problemi di salute sia fisici che mentali. Potresti sentire dolore in varie parti del tuo corpo, così come depressione o irritabilità. E tutto questo può essere dovuto a un nervo vago poco tonico.

La grande notizia è che puoi fare qualcosa al riguardo. Puoi prendere misure attive per migliorare il tono del tuo nervo vago in un modo che renderà la tua vita molto migliore. Puoi anche valutare il tono del tuo nervo vago a casa, e puoi tenere traccia dei miglioramenti che fai man mano che vai avanti.

Infine, se hai problemi più seri, puoi e devi consultare il tuo medico. I medici hanno numerosi modi per stimolare il nervo vago, compreso l'impianto di dispositivi elettrici. Se i tuoi problemi di salute sono più gravi, varrà la pena di parlare con il tuo medico di questo tipo di trattamento. E, indipendentemente dalla gravità dei tuoi problemi di salute, è sempre consigliabile parlare con il tuo medico prima di attuare qualsiasi cambiamento importante nelle tue attività che potrebbe influenzare la tua salute.

www.ingramcontent.com/pod-product-compliance
Lightning Source LLC
Chambersburg PA
CBHW052318220526
45472CB00001B/168